骨《こつ》粗《そ》鬆《しょう》症《しょう》は 骨強化すれば 防げる！ 治せる！

骨折→歩行困難→寝たきり
にならないために

医学博士
関口由紀 監修

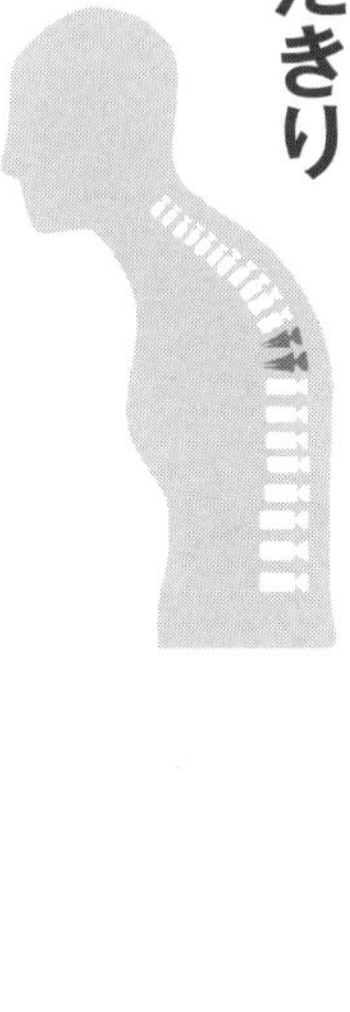

総合科学出版

監修の言葉

骨粗鬆症は女性に多い疾患です。女子は全て51才±5才で閉経しますが、50才以上の女性が直面する大きな健康問題であり、後々骨折、そして寝たきりにつながる可能性をはらんでいます。

私は、更年期以降の女性を対象とした医療を行っているので、シニア女性の生活の質（ＱＯＬ）を著しく損なう骨粗鬆症には強い関心を持っています。今回、本書の監修を引き受けたのも、シニア女性の健康にとって骨粗鬆症は知らず知らずのうちに進行する重大な疾患だからです。

骨は、更年期以降、最も急激に老化する臓器です。維持・改善しなければ、繰り返しますが骨折、寝たきりの晩年を過ごすことになりかねません。

特に注意していただきたいのは、お母さんが骨粗鬆症という方です。毎日たくさんの患者さんに接していると、お母さんが腰が曲がっていたとか、何度か骨折していた、という女性は、やはり同じように圧迫骨折しているケースが多いのです。骨粗鬆症は遺伝的要因が大きいと思います。

けれどもがっかりする必要はありません。今日、骨粗鬆症は、医学の力で上手にコントロールすることが可能であり、予防、治療することが出来るようになりました。従って、もし遺伝的に骨が弱いとしても、早めに対応することで骨を強化し、それを維持することが出来ます。とにかく「早めに」対応することが肝心です。

私のクリニックでは、骨密度をはかるＤＥＸＡ（デキサ）を導入し、患者さんに早めの骨密度検査をすすめています。特に遺伝的要因のある方には、30代、40代でも検査して骨の状態を認識してもらい、定期的に検査をするようお願いしています。私自身は泌尿器科が専門ですが、骨粗鬆症に関しては常にセンサーをはりめぐらし、常に最良の治療を行っていると自負しています。

現在の骨粗鬆症治療に関しては、少し弱点があって、骨粗鬆症治療で使われる薬はほとんどが骨密度を高めるものだけです。骨質、つまり骨の質を高める治療は生活習慣病管理等がせいぜいで、効果的薬は、まだありません。骨質は骨密度と並んで骨の強さに欠かせないのですが、医学治療という点でまだ途上なのです。

ですから骨が弱くなってから治療するのではなく、多くの女性に早いうちからご自分の骨の状態を把握し、糖尿病などの生活習慣病管理とともに、食事や運動などで骨を丈夫にしておいていただきたいと思います。

私事ですが、私の母もかなり重度の骨粗鬆症です。私が治療に当たっているのですが、ちょっとしたことで背骨や両手首を骨折しています。手術を行いボルトで固定しましたが、今度はボルトの上を骨折してしまいました。やはり高齢になると、骨粗鬆症をしっかり治すのは難しいと痛感しています。

そうして私自身も骨はかなり弱い方です。遺伝的要因もありますが、41才のときに乳がんになり、治療薬によって閉経しています。ご存じのように乳がんは女性ホルモンの影響で大きくなるので、再発予防には女性ホルモン停止はやむを得ません。結果的にそれに付随して骨が弱くなっていきました。もちろん医学治療などを積極的に行ってきたので、現在ようやく正常値になりつつあるといったところです。

そうした中で、骨粗鬆症は予防対策が重要であること（特に遺伝的要因のある女性）

を、多くの女性に知ってほしいと考えるようになりました。

食事や運動が大切なのは言うまでもありません。ただどうしてもそれだけではうまくいかない人もいます。私のように病気治療の薬で骨が弱くなる人、糖尿病や腎臓病など生活習慣病の合併症で骨が弱くなる人もいます。

そうした場合、今日は、食事や運動に加えてプロテタイトのようなサプリメントで補うことが出来ます。

このサプリメントは、骨密度と骨質、特に骨質を高めるという他にない特長を持っています。その働きは様々な研究、特に臨床試験で確かめられており、医学的なエビデンスがしっかりしています。予防的にも医学治療の補助としても使えます。これが大きなメリットだと言えるでしょう。

さて今日、未曽有の高齢社会を迎え、シニア時代をどう生きるかは全ての女性にとって大命題です。そのエポックとなる閉経後の健康管理は、閉経前とはまるで違います。この時期をうまくコントロールできれば、女性は閉経前の様々なトラブルから解放され、自由を謳歌できる円熟期に入ることができます。

そのために全ての女性に骨粗鬆症の予防をしっかりしていただきたい。本書にはそのための情報がたくさん詰まっています。ぜひ一読してご自身の骨と豊かなシニア時代のために役立ててください。

医療法人LEADING GIRLS
女性医療クリニック・LUNAグループ　理事長
医学博士　関口 由紀

まえがき

寝たきりにならないために今出来ること

日本は未曽有の高齢社会になりつつあります。2017年の日本人の平均寿命は女性が87才、男性が81才で、いずれも過去最高を更新しました。医学の進歩や健康意識の向上で、寿命はさらに伸びると言われています。

しかし多くの人はこの現状を素直に喜べません。いくら長生きしても、病気や寝たきりでは意味がないと思うからです。どうせ長生きするなら80、90になっても人の世話にならず、自立した生活をおくりたい。自由に楽しく暮らしたい。誰もがそう願っています。

そのために脳卒中やがん、認知症など重い病気にならないことが一番ですが、こうした病気はまだ明確な予防法はありません。ただ1つ、自律的にコントロールできることがあります。それは骨の健康を保って骨粗鬆症を防ぐことです。実は骨粗鬆症は、転倒骨折から寝たきりになる大きな要因なのです。

骨粗鬆症を防ぐ。これは意識すれば出来ると思います。それには本書の第3章にご紹介している食事と運動、そしてサプリメントです。本書では骨粗鬆症を積極的に予防し、骨を強くするプロテタイトという頼もしいサプリメントを紹介しています。

骨粗鬆症のサプリメントは、カルシウムなどたくさんありますが、プロテタイトはこれまでのものとは全く違います。骨密度だけでなく骨質に効く。これが従来のサプリメントにはないユニークな働きです。

これまで骨強度、つまり骨の強さは「骨密度」だと言われてきました。今もそう思っている人は多いことでしょう。ところが骨密度が充分でも骨折する人は意外に多く、医療現場では長く疑問視されていました。その後わかったのが骨質、骨の質です。骨質がしっかりしていないと、いくら骨密度がしっかりしていても充分ではなかったのです。

骨粗鬆症を防ぎ、骨折→寝たきりを防ぐには、骨密度と骨質の両方を高めなくてはなりません。これまではこの2つに効くものは医薬品にもありませんでしたが、プロテタイトならそれが可能です。これは1つの素材で骨密度と骨質の両方を同時に高める稀有な働きを持っています。

骨粗鬆症は、高齢化の進む日本人が一番おそれている「寝たきり」に最も重大な原因であると言っても過言ではありません。一刻も早く気づいて予防するに限ります。

本書では骨粗鬆症について知っていただきたいことを、わかりやすく、そして客観的に述べています。医師はあまり触れない薬の副作用についても述べています。役に立つサプリメントがあることも知っていただきたいと思います。

多くの人、特に40才以上の女性。ぜひ本書を読んで骨粗鬆症を予防し、年をとっても自分の足でどこにでも行ける自由な人生を過ごしていただきたいと思います。

2　骨粗鬆症はどんな病気か　41

第2章　骨粗鬆症《こつそしょうしょう》の検査、診断、治療　65

第3章 骨粗鬆症《こつそしょうしょう》を防ぐ・治す生活 113

第5章 プロテタイトで骨密度が改善した症例　185

第1章

骨粗鬆症《こつそしょうしょう》は寝たきりの最大原因

1　骨粗鬆症　なぜこわいのか?

ささいなことで転倒・骨折、そのときまで自覚症状はない

高齢化の進む日本で、骨粗鬆症を知らない人はまずいません。

「骨粗鬆症?　骨がスカスカになることでしょ?」「年を取って骨がもろくなることでしょ?」

ほぼ正解です。ただし多くの人が、内心「私はだいじょうぶ」「まだ50代だし」「若い頃は運動していたから骨は丈夫」「毎日牛乳飲んでるし」「腰も曲がっていないし」などと思っているのではないでしょうか。そうして「健康診断で注意されたら考えよう」という感じではないでしょうか。

けれども骨粗鬆症は、それほど高齢でなくても発症する病気です。多くの中高年、

特に女性がかかりやすい。自覚症状はほぼありません。はっきりした自覚症状があるとしたら、それは転倒するなどして骨折したときです。

それも自宅の玄関の敷石や敷居のわずかな段差など、ちょっとした場所で足をひっかけて転んだ拍子に、大腿骨骨折といった大けがをします。若い頃はせいぜい青あざが出来たり、すりむいたりする程度の転倒が、大きな骨折になってしまうのが骨粗鬆症です。

骨粗鬆症は骨がスカスカでもろくなっているので、骨折した場合もなかなか治りません。そのため高齢者の場合、そのまま寝たきりになってしまう人が少なくないのです。

骨粗鬆症は何がこわいといって骨折しやすいこと。そうしてそれがきっかけで寝たきりになってしまうことです。そのことをまず、まだ若い、元気なうちに知っておいてほしいと思います。

またこの病気は、ある日突然発症するのではなく、少しずつ少しずつ進行していきます。大体40代から助走ともいえる老化が始まり、10年、20年とたつうちに健康上の問題になっていきます。

骨粗鬆症は誰ひとり他人事ではありません。ですから早いうちに、骨を丈夫に保つ対策をたてていただきたいのです。

介護の原因「骨折・転倒」「関節疾患」が2割。骨粗鬆症だと寝たきりのリスクは2倍！

平成25年の厚生労働省による「国民生活基礎調査」をご覧ください。これは日本人が、主にどんな原因で介護が必要になったかを調査したものです。

グラフを見るとわかるように原因の第一位は「脳血管疾患」です。脳出血や脳梗塞などの脳卒中が主な病気です。ついで「認知症」、「高齢による衰弱」と続き、4位が「骨折・転倒」、5位が「関節疾患」と続きます。

単純に「骨折や転倒で介護が必要になる人は1割ずつか」ととることもできますが、

要支援・要介護者発生率

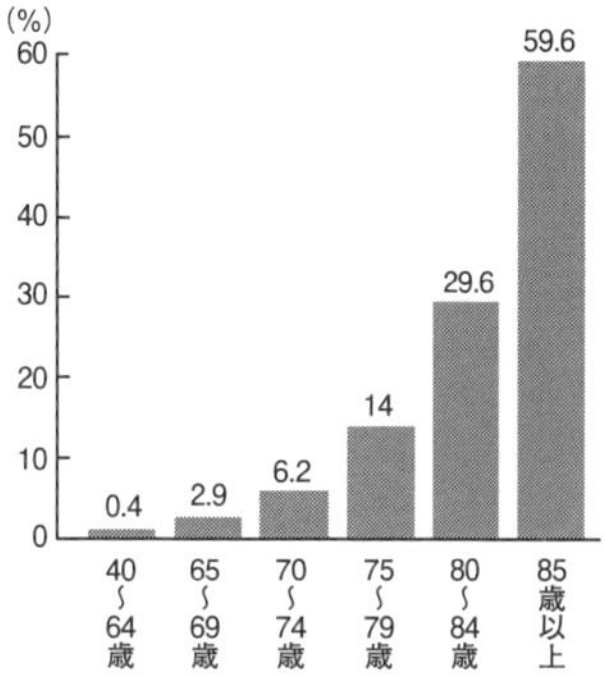

出典：厚生労働省「介護給付費実態調査月報」（平成26年7月）
総務省「人口統計月報」（平成26年7月）

介護が必要になった原因

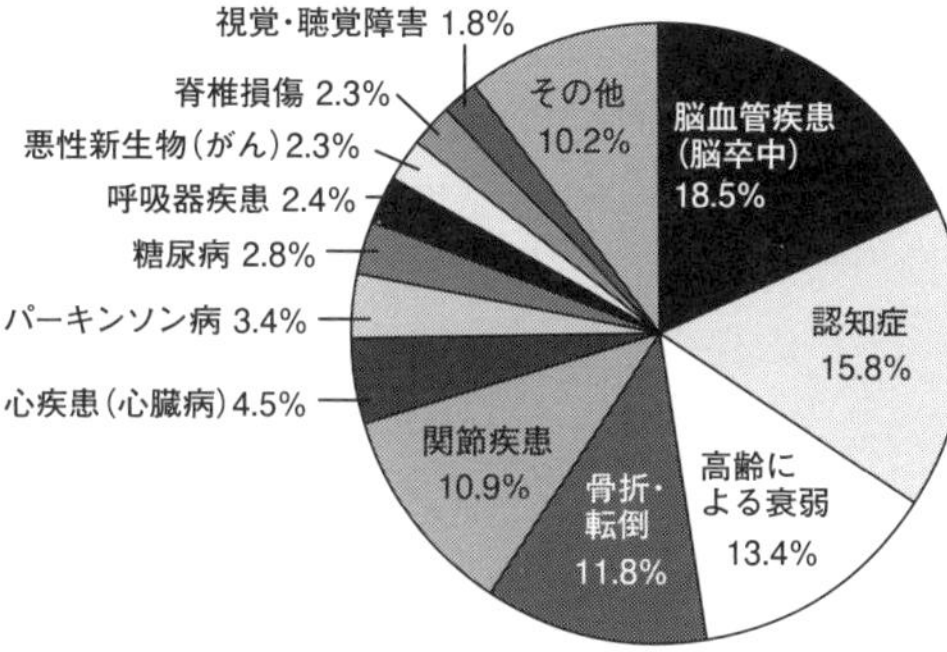

出典：厚生労働省「平成25年 国民生活基礎調査」
第14票　要介護度別にみた介護が必要となった
主な原因の構成割合 平成25年より

そう簡単ではありません。骨折や転倒で要介護になる人の多くが骨粗鬆症であり、骨粗鬆症は「関節疾患」にも関係しています。さらに「高齢による衰弱」の原因にも結果にもなり得るのです。さらに一度寝たきりになってしまうと「認知症」になる人がぐんと増えるのです。

つまり介護が必要になる理由は相互に関わり合っており、潜在的に骨粗鬆症を抱える人が非常に多いことがわかります。

参考までに高齢化と介護の関係の調査をご紹介します。年をとると多くの人が介護を必要とするようになります。調査によれば80才以上では3割、85才以上になると6

割の人が介護を受けながら生活することになります。その背景には骨粗鬆症が深くかかわっているのです。

骨粗鬆症があると、寝たきりになるリスクは、そうでない人の2倍と言われています。

50才以上の女性の3人に1人が骨粗鬆症?

日本の骨粗鬆症患者数は、推計1300万人。予備軍を含めると2000万人と考えられています。高齢化する日本の6人に1人。まさに国民病です。

誰もが年を取ると骨が弱ってきます。年齢が高くなるほどその傾向が強くなります。ただし「年を取れば誰もが」ではなく、男性よりも女性の方がはるかにこの病気になりやすいのが特徴です。

しかも骨粗鬆症は、思ったより早く訪れます。女性の場合、50代で骨粗鬆症患者は

骨密度（骨量）の年齢による変化

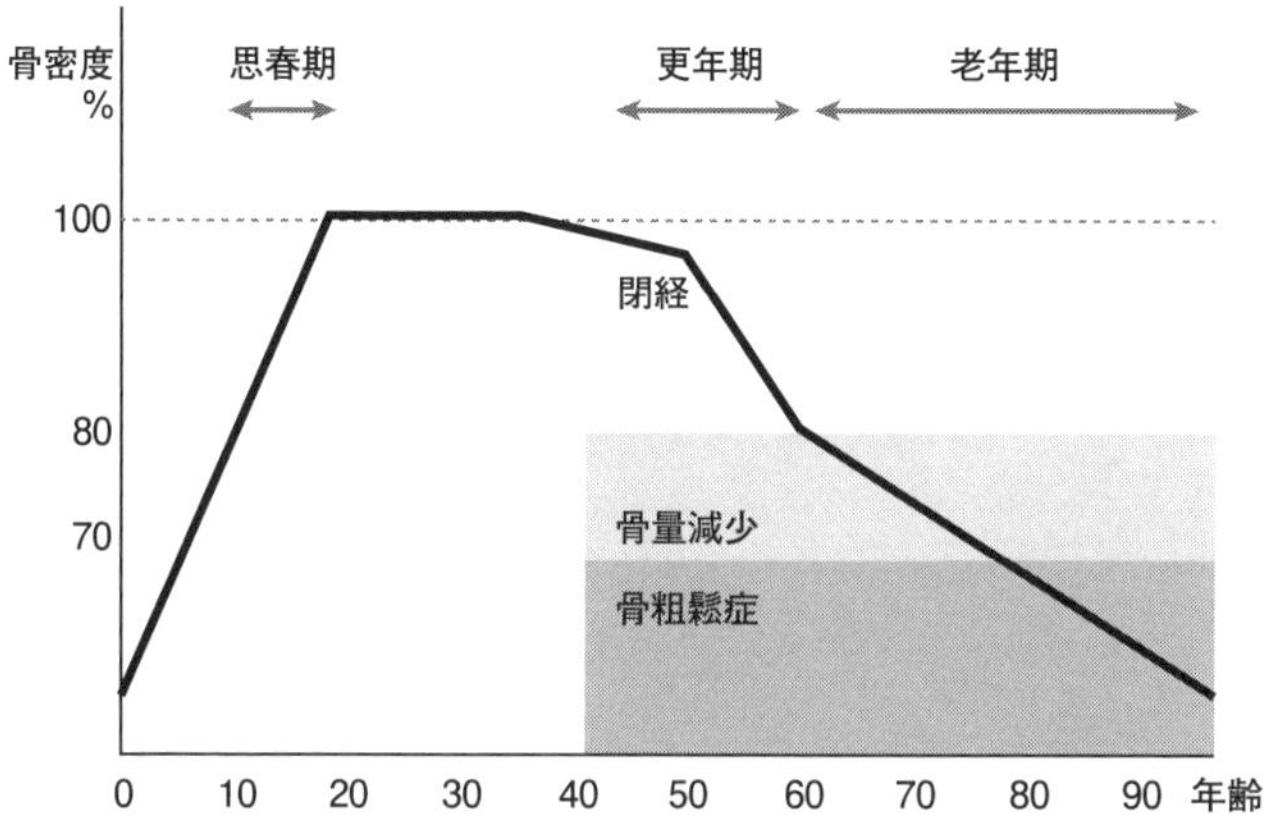

9人に1人。つまり1割以上です。60代では3人に1人、70代では2人に1人が骨粗鬆症ということになります。

最近は年をとっても元気で若々しい人が多いので、50代〜60代の女性を高齢者とは言えませんが、こと骨に関して言えば50代〜60代は既に危険域です。骨粗鬆症のリスクが高まるのが50才以上。「50才以上」とあえて大きく区切ってしまうと、統計で見ても3人に1人が骨粗鬆症ということになります。

もちろん男性も加齢によって骨が弱ってきますが、男女比は1対8と圧倒的に女性が多い。女性は男性に比べてもともと骨量が少ない上に、閉経によって性ホルモンが減少し、そのためにさらに骨が弱ってきます。

実際、女性が寝たきりになる最大の原因は骨粗鬆症です。ちょっとした転倒が骨折につながり、寝たきりになってしまう女性が多いのです。

もちろん男性も無関係ではありません。男性の場合、骨粗鬆症になる人は女性よりははるかに少ないのですが、何らかの病気の影響やその治療薬の影響で骨がもろくなるケースがあります。これを二次性の骨粗鬆症といいます。

高齢化の進む日本においては、比率の上では女性より少ないとはいえ男性も骨粗鬆症になる人は増えています。男性も70才を過ぎたら骨密度などに留意し、寝たきりにならないように気をつけるべきなのは言うまでもありません。

最近「背が縮んだ」「猫背になった」のはなぜ？

骨粗鬆症は自覚症状のない病気です。どんなに骨がスカスカになっていようと、痛

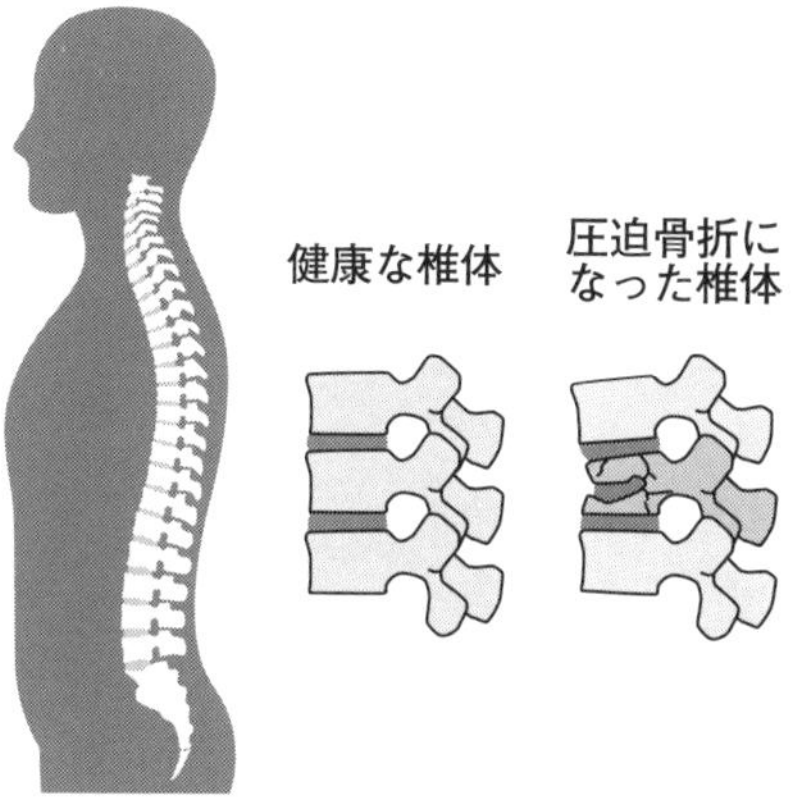

くもかゆくもありません。検査をうけて骨の状態を調べなければ、かなり進行していても本人は気づくことがないわけです。

ただし自身の体に起きている変化に注意すれば、骨粗鬆症のサインはいくつか出ています。

まず「最近、背が縮んだ」という変化。年を取れば少しずつ身長が低くなる、と思っている人は多いことでしょう。しかし実際は背骨が経年劣化で縮んでいるのではなく、骨折しているかもしれないのです。骨折といってもボキリと折れるのではなく、痛みをあまり感じないうちに背骨（医学用語では椎体ともいう）がスカスカになって上下に押しつぶされてしまうのです。

こうした状態を圧迫骨折といいますが、痛みを感じる人は背骨の圧迫骨折の３人に１人。主に腰痛が多く、これで骨粗鬆症を疑う人は少ないようです。あとの２人は痛みを感じないと言われています。

こうした現象が起きると背骨が歪んで猫背になったり、身長が縮んだりします。「最近、ちょっと小さくなったんじゃない？」と誰かに言われたり、写真に写った自分の姿勢が、若いときとは違って猫背になっているとしたら危険信号です。ひょっとしたら背骨が圧迫骨折になっているかもしれません。これは骨粗鬆症になってしまったサインです。

もし身長を計ってみて、若い頃より２センチ以上縮んでいるとしたら要注意です。

どんな若々しい女性も「いつのまにか骨折」している？

人気女優の桃井かおりさんが出演する骨粗鬆症のＴＶコマーシャルを、ご覧になったことがあるでしょうか。30秒の動画の中で、背中の大きく開いたワンピース姿の桃井さんが、背骨のX線写真を見ながら「アタシの背中、大丈夫？」とつぶやくシーンがあります。

このコマーシャルのメッセージは「年を重ねた女性の背骨は、気がつかないうちに骨折していることがあるので（骨粗鬆症の）検査を受けましょう」という内容です。

１９５１年４月生まれの桃井かおりさん、映像で見る限り65才を過ぎた女性には見えません。若い頃クラシックバレエをやっていたせいか、今でもとても姿勢がいい。某高級化粧品のイメージモデルをやっていることもあり、肌も美しい。何しろ今も第一線の女優さんです。

そんな女性でも、骨粗鬆症についてきちんと理解することが大切（後述しますが骨の健康とお肌の美しさは密接に関係しています）。節目節目に検査しケアすることで、いつまでも若々しくいられるということが伝わってきます。

確かに現代は、いくつになっても若さと美しさを追求する女性が増えました。しかし体の中、特に骨まで意識する女性はまだ少ないかもしれません。まして「背が縮んだ」「猫背になった」ことを骨折につなげて考える人は稀です。

骨粗鬆症による「いつのまにか骨折」（＝椎体圧迫骨折）は、現代人の、特に年を重ねた女性の健康意識の盲点なのではないでしょうか。

コマーシャルでは「60才を過ぎたら」要注意と呼びかけられていますが、もっと早いうちから骨粗鬆症は始まっています。50代の９人の１人が骨粗鬆症なのですから、出来れば50才から意識して対策をたてることが賢明です。

半数以上に骨折あり　連鎖する圧迫骨折

衝撃的な事実があります。骨粗鬆症学会の発表によると、60才以上の日本人女性では、「背が縮んだ」という自覚のある人の53％、猫背など「背中が曲がった」と自覚している人の63％に骨折がみつかっているというものです。

確かにちょっと背が縮んだけれど、たいしたことはない、と思っている人でも、骨折しているとなれば呑気なことは言っていられません。まずは骨折の有無、骨粗鬆症

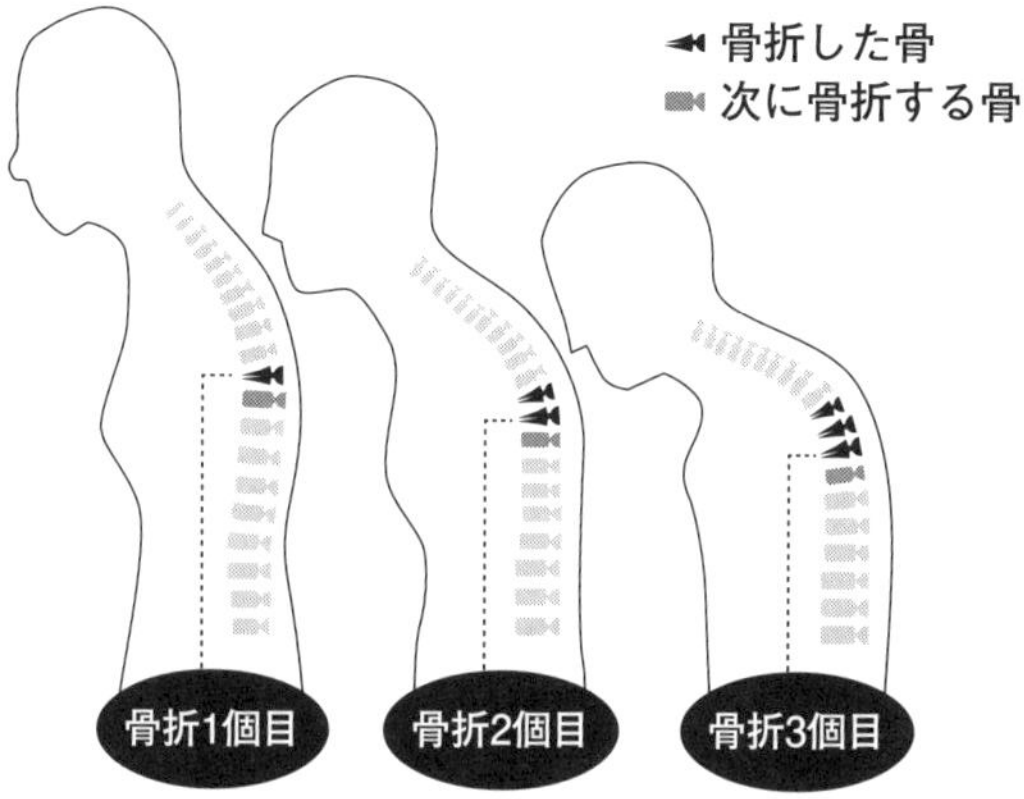

であるかどうかの検査をすぐ受けた方がいいでしょう。なぜなら圧迫骨折は連鎖するからです。

骨粗鬆症で骨がスカスカになっていると、前述のとおり、ちょっとしたはずみで骨折します。治療を開始しないと、自覚のない背骨の圧迫骨折がまた起きてしまうことがあるのです。それも運動や重いものを持つと言った作業ではなく、自身の体重の負荷に耐えきれなくなって骨折する、という事態が起こり得ます。

骨粗鬆症の骨折は、連鎖します。1つ骨折した骨があれば、その隣(前後)の骨に負担がかかり、2個、3個と続けて骨折することが少なくありません。そのためにだんだん背骨全体が曲がっていきます。

昔、骨粗鬆症という病気が知られていない時代、お年寄りは腰が曲がっているのが当たり前でした。「年を取ったら腰が曲がるのはしかたがない」と誰もが思っていたのです。

そのメカニズムがわかった今日、「しかたがない」とあきらめる必要はありません。骨粗鬆症は予防も治療も出来るようになりました。年をとっても背筋を伸ばし、颯爽と歩くことが可能な時代になったのです。

なぜ骨粗鬆症は女性に多いのか

骨粗鬆症の男女比は1対8です。圧倒的に女性が多い。これは女性がもともと男性より骨が細く、骨量自体が少ないからでもあります。また女性ホルモンの一種であるエストロゲンが、閉経と共に激減することも大きな理由です。

エストロゲンは、女性の骨の新陳代謝にとってきわめて重要な働きをするホルモンなのです。

例えば女性は、妊娠出産、授乳などで子どもにたくさんの栄養を補給します。これによってカルシウムもかなり失われます。しかし妊娠中は、腸管からカルシウムを吸収する力が高まり、よほど食事に偏りがない限り骨密度は低下しないようです。

出産後の授乳においては妊娠中より多くのカルシウムが失われ、この時期に骨密度が低下するという報告もあります。しかし授乳が終わると再び骨密度は回復していくのです。

こうした女性特有の生理と骨の関係を調整しているのが、卵巣から分泌され、骨の代謝を調節するエストロゲンです。

子どもを産み育てる中で失われるカルシウムを、エストロゲンの働きがカバーしているといってよいでしょう。エストロゲンの骨に対する働きがなければ、女性は妊娠や子育てによってもっと早く骨粗鬆症になってしまい、複数の子どもを儲けること自体が難しくなると考えられます。

しかし閉経してエストロゲンが失われると、新たな骨を作る働きがなかなかうまくいかなくなり、次第に骨がスカスカになってくるのです。

ちなみに男性は、もともと女性ホルモン量はごく少ないにもかかわらず、女性より骨粗鬆症にはなりにくいことが知られています。

これは男性が脂肪組織にたくわえた酵素で、男性ホルモンを女性ホルモンに転換して使っているためです。もちろん男性ホルモンも加齢に従ってだんだん減っていきますが、女性の閉経のように急激な減少ではないため、骨粗鬆症になりにくいと考えられています。

女性より厄介な男性の骨粗鬆症

男性は女性より骨粗鬆症になりにくいのは事実です。比率では男女比は1対8ですので、確かに少ない。けれども患者数の1割以上は男性なのですから、日本には100万人以上の男性の骨粗鬆症患者さんがいることになります。そうして加齢に伴って男性の患者さんも確実に増えていきます。

女性の患者さんと違うのは、男性は骨折すると寝たきりになりやすいことです。さらに寝たきりになると認知症になる確率も男性の方が高く、亡くなるのも早いと言われています。ある調査によれば、寝たきりの状態から亡くなるまで女性は7年、男性は2年です。男性の方が5年も短いのです。

うがった見方をすると、転んだくらいで骨折するという事態が男性には耐えられないのかもしれません。骨と一緒にプライドが折れ、命も縮んでしまうのではないでしょうか。

男性の方が女性より骨粗鬆症にはなりにくい。ただしいったんなってしまうと寝たきり、認知症、死亡のリスクは女性よりはるかに高くなります。

また同じ骨粗鬆症でも、男性は腎不全や胃切除、慢性閉塞性肺疾患（COPD）に合併した二次性の骨粗鬆症が約半数を占めます。また女性に比べて骨代謝が低く（骨吸収、骨形成のどちらも遅い）、骨密度が充分なのに圧迫骨折が多いなど病態がかなり異なります。

また骨粗鬆症＝女性の病気という固定観念があったため、男性の骨粗鬆症はあまり研究されてきませんでした。この病気は性ホルモンとも深い関わりがあるので、男性にも女性と同じ薬で同じ治療が有効かどうかはっきりしない部分もあります。

こうしたことを考えると、男性にとっても骨粗鬆症は無縁ではないばかりか、いったんなったらかなり難しい状況になる可能性があると言えます。

男性も60才過ぎたら骨の健康に注意し、骨粗鬆症を予防すべきなのかもしれません。

2 骨粗鬆症はどんな病気か

骨とはどんな組織か

ここからは骨とはどんな組織なのかをご紹介し、骨粗鬆症という病気について詳しく説明していきましょう。

まず骨。脊椎動物である人間の骨は全部で200個あまり。頭のてっぺんからつま先まで、その造形は見事な骨の細工です。

200個あまり、というのは大人の骨の数であり、赤ちゃんの頃はもっとたくさんあります。胎児から乳幼児の頃は、体の骨も柔らかい軟骨がほとんどであり、骨の数は350個ほどです。

成長に伴って骨と骨がくっつき、大体18才頃には大人の骨が出来上がります。

骨の働きの基本は骨格、つまりおおもとの体形を形づくることです。人間が生きていくために最もふさわしい形、例えば遠くを見渡せる身長や二足歩行などに適した形を決定しています。そして筋肉と協力して歩いたり走ったり、モノを持ち上げたり移動させたりと多彩な運動を行います。

それから脳や内臓を守り、カルシウムなどの栄養を蓄えています。太い骨の中心部には骨髄という血液を作る造血組織があります。

骨、と聞くと何となく細長くて両端が少し丸い形を連想しますが、実際はそうした骨は腕や足だけで、丸いもの、曲がったもの、極小のものなど、それぞれの働きに適した様々な形をしています。

骨粗鬆症による寝たきりは直立二足歩行する人間の宿命

本書のテーマである骨粗鬆症を考える場合に、必ず例として挙げられるのは背骨です。背骨は学問的には「脊椎《せきつい》」といいます。脊椎動物の脊椎です。脊椎動物はみなこの脊椎があり、体を支える中心的な骨です。

脊椎といっても骨は1つではありません。上から頭がい骨の下の頸椎（首）7個、胸椎（胸）12個、腰椎（腰）5個、仙椎1個、計25個の骨が縦につながっています。椎間板や靭帯で頑丈につなぎとめられていながら、しなやかに曲がります。

二足歩行する人間の特徴である脊椎ですが、常に重力の負荷がかかっています。そのため加齢によって少しずつ痛みを感じる人が増える組織でもあります。代表的なのが腰痛。「腰痛は二足歩行の人類の宿命」というくらい、多くの人が腰痛に悩まされています。

直立歩行による重力の負荷は、背骨や足の骨にとっては大きな負担です。二足歩行でなければ背骨はこんな具合にタテに積みあがることはなく、重力の負荷もそれほどではなかったでしょう。背骨の圧迫骨折や大腿骨の頚部骨折もそれほど起きず、寝たきりになる人もあまりいなかったかもしれません。

そう考えると骨粗鬆症による寝たきりは、人類が地球の重力の下で直立し、二足歩行することで起きる宿命的な状態だと言えるかもしれません。

骨は硬くない? 常に作り変えられている組織

ふつう〝骨〟と聞くと、誰もが〝硬い〟と思います。例えば瀬戸物や木のような素材を連想するのではないでしょうか。確かに乳幼児から子ども時代までは骨も柔らかい軟骨が多いものの、一度大人の骨が出来上がったら、あとは一生そのまま変化しない組織のように感じます。

けれども実際は、常に変化し、作り変えられている組織です。古い骨は壊され、絶えず新しい骨との入れ替え作業が続けられています。骨はとても新陳代謝の盛んな組織(骨代謝という)なのです。大体1年で全体の1割が新しくなり、5~7年ほどで全身の骨が入れ替わって全く新しい骨になるといいます。骨の中にある海綿骨という部分はもっと代謝が早く、1年で半分が入れ替わります。

ただ骨代謝そのものも変化し、一生の間には非常に盛んな時期もあればゆっくりの時期もあります。男性と女性では、ホルモンの違いや妊娠・出産の有無による違いもあります。代謝のスピードは様々に変化しますが、生涯、骨は作り替えられていくのです。

人間は、この世に生まれると、そのときから骨量が増えていきます。生まれたときは50cmくらいの身長の赤ちゃんが、20年で150～180cmと3倍以上になります。この間の成長期は、ズバリ骨の成長期でもあります。身長が伸び、しっかりした体になるように、活発に骨が作られていくわけです。

この時期、男子は男性ホルモンのアンドロゲンの働きで女性より骨量が多くなり、体もがっちりしてきます。これは骨格が大きくなるのであり、女性にはない骨の変化です。そうして近年の研究により最大骨量は18才時に獲得されることが明らかにされており、高い骨量獲得のためには18才以前からの積極的なカルシウム摂取と荷重運動の指導が有効であるとしています（骨粗鬆症の予防と治療ガイドライン２０１２）。ピーク（最大骨量）の状態は大体40才くらいまで続きます。

残念ながら40才を過ぎるころから骨量が少しずつ減りはじめます（ＷＨＯの報告で

は女性は35才頃から骨量が減少)。骨の老化が始まるわけです。

男女とも減っていくのは変りませんが、前述のように女性は50才を過ぎ、と減少に拍車がかかってしまいます。女性の方が骨粗鬆症になりやすいわけです。

骨の構造と骨代謝の主役たち

人間の骨は、その部位によって構造が違っています。

まず全ての骨の表面は硬くて緻密な皮質骨で被われています。その内部は硬いスポンジのような海綿骨でできており、皮質骨よりは柔らかく、代謝も盛んです。骨粗鬆症になるとスカスカになるのはこの海綿骨です。

成人の場合、体の中心に近い大きな骨、例えば脊椎や胸骨、骨盤などの中心には骨髄と言われる造血組織があります。骨髄は我々の生命活動の根幹を担う血液を作り、病気から体を守る免疫細胞を作る工場です。

また、骨と骨の間にはクッションの役割をする軟骨があります。

これら骨を構成する細胞の中に、破骨細胞と骨芽細胞という2種類の細胞がありま す。この2種類の細胞こそ骨の新陳代謝（骨代謝）を行う主役であり、骨粗鬆症のメカニズムを理解するためのキーパーソンです。

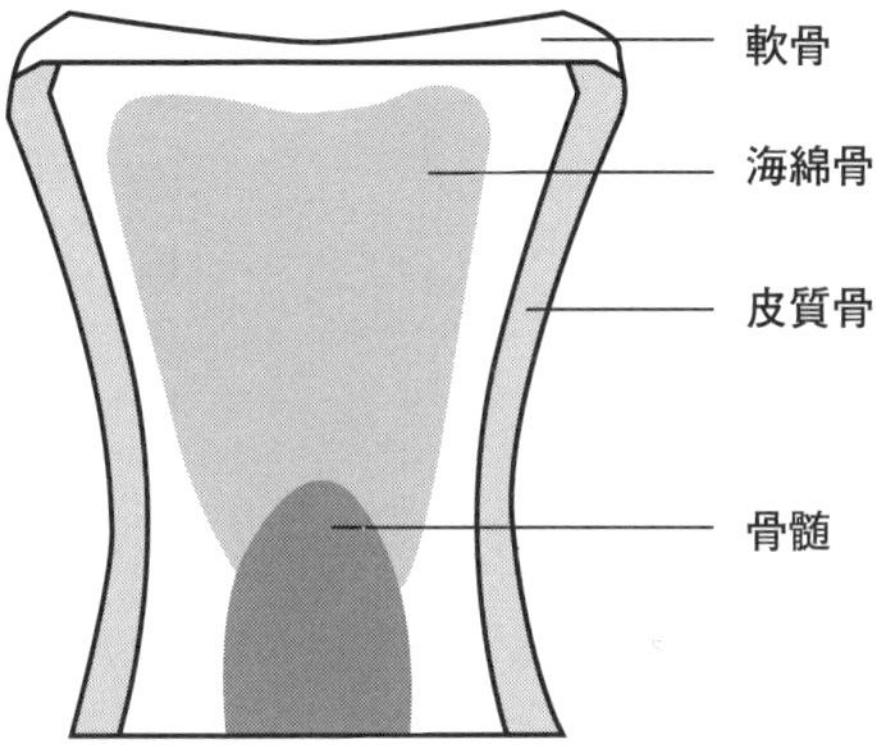

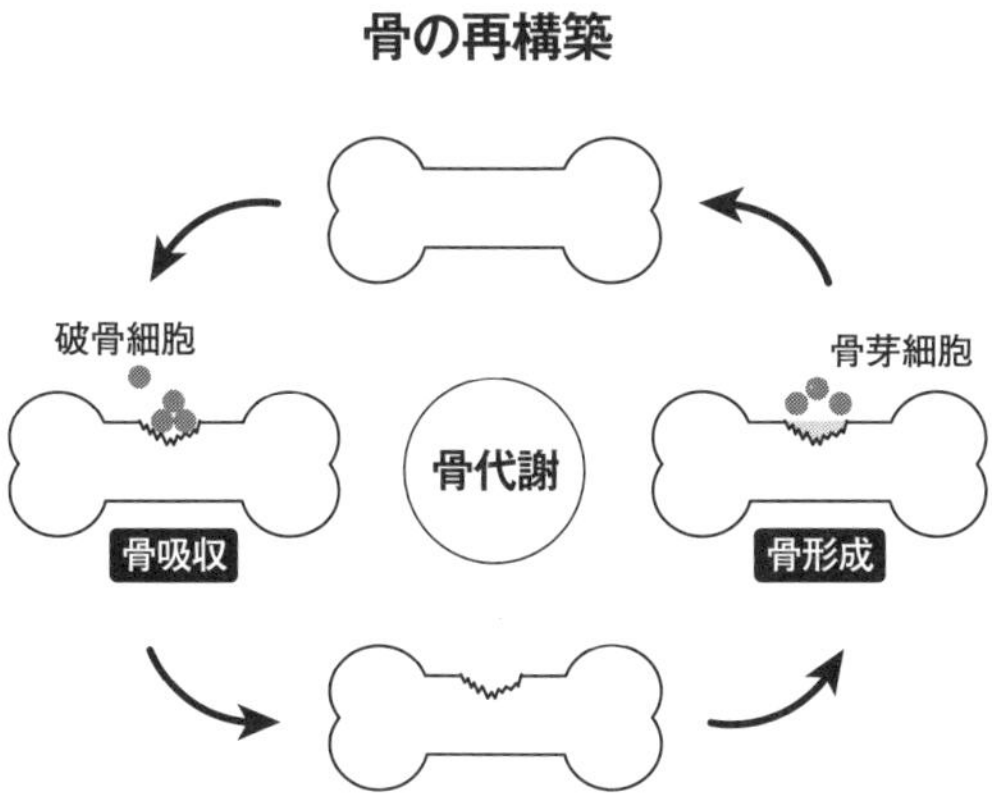

骨の再構築（リモデリング）はこうして行われる。破骨細胞（骨吸収）と骨芽細胞（骨形成）

破骨細胞は、文字通り骨を壊す細胞です。主に海綿骨の表面に存在し、〝破骨〟というより酸や酵素で骨を溶かして吸収していきます。これを骨吸収といいます。

破骨細胞が溶かして吸収したカルシウムなどの成分は血液中に流れ、神経など必要な組織で利用されたり、再び骨を作る材料として再利用されたりします。

破骨細胞によって溶かされた骨の表面は、デコボコしたくぼみになります。すると今度は骨芽細胞がコラーゲンやオステオカルシンなどを分泌し、骨が溶けてできたくぼみを埋めていきます。これらのタンパク質にカルシウムなどが沈着して新しい骨ができていきます。これが骨形成です。

破骨細胞による骨吸収と骨芽細胞による骨形成の繰り返しこそ骨の新陳代謝（骨代謝）であり、こうして骨は再構築（リモデリング）されていきます。

前述のように活発な時期もあればゆっくりした時期もあります。そうして一生の間、作り替え作業は続いています。また同じ骨でも海綿骨においては特に盛んであり、新しく作り変えられるスピードも速いのです。

骨吸収と骨形成。骨を壊す作業と作る作業。この2つは骨の健康にとってバランスが非常に重要です。

骨吸収は骨の再構築にとって不可欠

破骨細胞と骨芽細胞の関係を見ていると、何となく破骨細胞が行う骨の破壊＝骨吸収は有害な感じがしてきます。せっかくきれいに整った骨を、なぜ壊してしまうのか。壊すから新たに作らなければならなくなる。その分カルシウムもコラーゲンも余計に必要になるのだから、そもそも壊さなければいいのではないか。そう感じるのもむべなるかな、です。

けれども、決してそうではないのです。古くなった骨を壊さなければ、そこに新しい骨を作ることはできません。破骨細胞による骨吸収が進まなければ骨は次第に古くなり、劣化してやはり骨折しやすくなります。また骨が分泌している様々なホルモンも、スムーズには働かなくなります。

骨粗鬆症治療の中心的な薬・ビスホスホネート剤は、まさに破骨細胞による骨吸収を抑制する薬です。これによって骨吸収が抑えられ、当面は骨の破壊は抑えられるのですが、長く使っていると今度は骨折しやすくなります。古くなった骨が折れやすくなるためです。

このように骨代謝と骨の再構築（リモデリング）にとって破骨細胞の骨吸収は重要であり、なくてはならないはじめの一歩なのです。

問題は骨吸収と骨形成のバランスです。破骨細胞と骨芽細胞、どちらかが活発すぎても停滞しすぎても、骨にとっては困ったことになります。

骨はカルシウムとコラーゲン（タンパク質）で出来ている

もう少し細かく骨の構造を述べてみます。

我々は「骨のためにカルシウムを摂取しましょう」とよく言われます。骨にとってカルシウムは重要な栄養素です。

ただしカルシウムだけではなく、コラーゲンというタンパク質も重要です。コラーゲンはお肌の成分なので柔らかいようなイメージですが、その繊維が硬く結びついていれば骨のような頑丈な組織にもなります。頑丈ではありますが、繊維質なので柔軟性も備えているところが優れているわけです。

このように頑丈なコラーゲンは鉄骨に、そうしてカルシウムはコンクリートにたとえられます。骨は、コラーゲンの鉄骨をカルシウムのコンクリートでコーティングした鉄筋コンクリートのような構造物だというわけです。

巨大なビルが大地震でも崩壊せず、ゆっくりしなって持ちこたえるのは、柔軟性のある鉄骨のおかげです。人間も、丈夫でしなやかなコラーゲンが骨を形づくっているからこそスムーズに体が動き、働いたり運動したりといった様々な活動が出来ると言えるでしょう。

さてコラーゲンとカルシウムで出来ている骨は、全身のカルシウムの貯蔵庫でもあります。体のどこかでカルシウムが足りなくなれば、骨がカルシウムを溶かして不足分を補充する役目を担っているのです。

カルシウムの99％は骨に存在する

体に含まれるカルシウムの量は、通常、体重の１～２％です。50kgの人なら５００g～１kgくらい存在します。人体のミネラルとしては最大量です。そのうち99％は骨に存在し、コラーゲンによる梁や柱に沈着して構造物となっています。

残り１％、重さにして５gくらいが血液などの他の組織にあります。

このわずか５gのカルシウムが全身の健康にとって非常に重要な働きをしていて、

筋肉の収縮や神経の情報伝達、細胞の分裂や増殖などをサポートしています。筋肉の収縮には心臓や肺など臓器が動くときでも起こっているので、カルシウムは人間の最も基本的な生命活動をコントロールする物質であると言っても過言ではありません。

もし血液などのカルシウムが不足すると、心臓を動かしたり、呼吸をして酸素を取り入れたりする働きに支障が起きます。

そのため骨にはたっぷりカルシウムが蓄えられており、万一血液や筋肉のカルシウムが足りなくなると、破骨細胞が骨の表面を溶かして不足分を補充するようになっています。骨はカルシウムの巨大な貯蔵庫なのです。

日本人はなぜカルシウムが不足しているのか

骨代謝には、骨だけでなく全身の組織や血液中のカルシウムを一定量に保つという重要な働きがあります。ですので、もしカルシウムが血液や組織に足りなくなれば、骨のカルシウムはどんどん溶けだしてしまい、今度は骨のカルシウムが不足してしまいます。

そのためカルシウムは、毎日の食事でしっかり補給しなくてはなりません。

ところがよく言われているように、日本人は総じてカルシウムが不足気味です。

それは日本の土地が火山灰による土で出来ていて、もともとカルシウムが充分ではないためだと言われています。そこで生産される野菜はカルシウムが足りず、土や岩を通して湧く水もミネラル不足です。日本の水は軟水であり、飲料水としてはおいしいのですが、健康上はミネラル豊富な硬水の方がよいことになります。

さらに日本人の食事は戦後、欧米化し、カルシウムの豊富な魚介類や海草などをあまり食べなくなりました。特に小魚を骨まで食べるような食事はしなくなったため、カルシウム不足が進んでいるようです。特に若い世代は問題で、丈夫な骨を形成すべき時期に必要なカルシウムを摂取していません。

日本は世界一の長寿国で、今後も高齢化は進んでいきます。女性だけでなく男性もカルシウムの豊富な食品を積極的に食べて、不足を補うようにしなくてはなりません。

またカルシウムを体に取り入れるにはビタミンDが大切です。ビタミンDはカルシウムの吸収を助ける栄養素で、しらす干しなどの小魚、干ししいたけやキクラゲなどのきのこに比較的多く含まれています。

面白いのはビタミンDは、日光を浴びることで、人間も体内で生成することが出来ることです。

近年、紫外線の悪影響が取りざたされていますが、ビタミンD生成やカルシウム吸収、骨の健康といった面から言えば、全く日光を浴びないのはよくありません。ビタミンDを生成するためには1日15~30分程度で充分なので、なるべく外を歩くようにするとよいでしょう。

骨粗鬆症の予防・改善に必要な食事や運動については、次章以降で詳しく述べます。

骨髄が血液など重要な幹細胞を作っている

脊椎や胸骨、骨盤など体の中心に近い大きな骨の中心部には、骨髄と言われる造血組織があります。ここでは白血球、赤血球、血小板など全ての血液細胞に分化・成長する造血幹細胞を作っています。

造血幹細胞の「幹細胞」とは、今日の医学研究において最も注目されている再生医療の要となる存在です。〝幹〟細胞は幹となる細胞なので、植物の幹から枝や葉、花や根っこなど様々なパーツが生えるがごとく、様々なものが姿を現します。造血幹細胞の場合、前述のように白血球、赤血球、血小板などあらゆる血液細胞に姿を変えます。そうして骨髄の中で何回かの細胞分裂を行って、それぞれの血球に成熟した後、血中に流れていきます。

骨髄から胸腺という組織に運ばれた白血球は、そこでさらにT細胞などの特別な役割を持った免疫細胞に分化していきます。腸管に運ばれた白血球はそこでB細胞という記憶をつかさどる免疫細胞に分化していきます。白血球の中にはリンパ球と呼ばれるウイルス等と戦う種類のものもあります。

赤血球は酸素の供給や二酸化炭素の運び出し、血小板は主に止血作用を行います。

こうした全身の生命活動において最も重要な血液細胞は、全て骨髄で作られているのです。

さらに骨髄では、間葉系幹細胞という、あまり聞き慣れない幹細胞が作られています。聞き慣れないとはいえその役割は非常に大きいものです。この幹細胞は全身の様々な組織に分化する能力のある細胞です。例えば血管や心筋などの筋肉、靭帯や腱、皮膚などの結合組織、骨・軟骨などの細胞も、骨髄で作られた間葉系幹細胞から分化して作られています。

もちろん各組織でも固有の細胞が分裂・増殖しているのですが、骨髄では幹細胞というかたちで全身のあらゆる組織の細胞を作り供給して再構築している可能性があることが明らかにされています。

そのため間葉系幹細胞は、骨髄から人工的に採取して病気などで傷害された組織の治療に使うなどの再生医療への応用が盛んに研究されています。

骨粗鬆症が顔の老化（しわやたるみ）の原因だった？

骨粗鬆症というと、誰もが背骨や腰、肩、膝など首から下の骨の衰えを連想します。立ち上がったり歩いたりという運動器としての骨が衰え、支障が起きるイメージです。確かに骨粗鬆症の大きな問題は、運動器である骨の衰えです。

しかし骨粗鬆症で衰えるのは運動器、つまり首から下の骨だけではありません。顔や髪の毛、頭皮に覆われた頭がい骨も、やはり加齢とともに骨粗鬆症になることは、あまり知られていません。骨粗鬆症になると骨密度が低下し、骨質が劣化してきます。すると骨全体が萎縮し、重心が下がり、眼窩は広くなってきます。

土台が衰えると頭皮も下がり気味になります。顔の皮膚も同様です。目が落ちくぼみ、タレ気味になり、頬やまぶたも下がってきます。小じわだけでなく大きなしわも増えてきます。

もちろん皮膚も加齢につれてハリが失われてきますが、表皮が被う頭がい骨も、実は老化しているのです。同様に骨髄も衰え、皮膚の線維芽細胞の供給も減少していきます。

つまり骨の衰えは、運動器としての骨だけでなく、顔の老化の大きな原因になっているのです。

顔、あるいは頭がい骨の老化は、命にかかわらないことから、医学的にはまだあまり注目されていませんが、決して無視出来ることではありません。特にアンチエイジングにはげむ女性にとって、大きな盲点だったのではないでしょうか。

骨の健康、骨粗鬆症の予防や改善は、体だけでなく外見にも関わる問題です。年をとっても若々しくありたい人にとって、改めて考えておく必要がありそうです。

骨粗鬆症・骨がスカスカになって骨折しやすくなる

本章のはじめのあたりで、骨粗鬆症は〝骨がスカスカになってもろくなった状態〟であると述べました。具体的には、骨がどうなってしまうのでしょう。

骨粗鬆症になって骨折しやすい部位

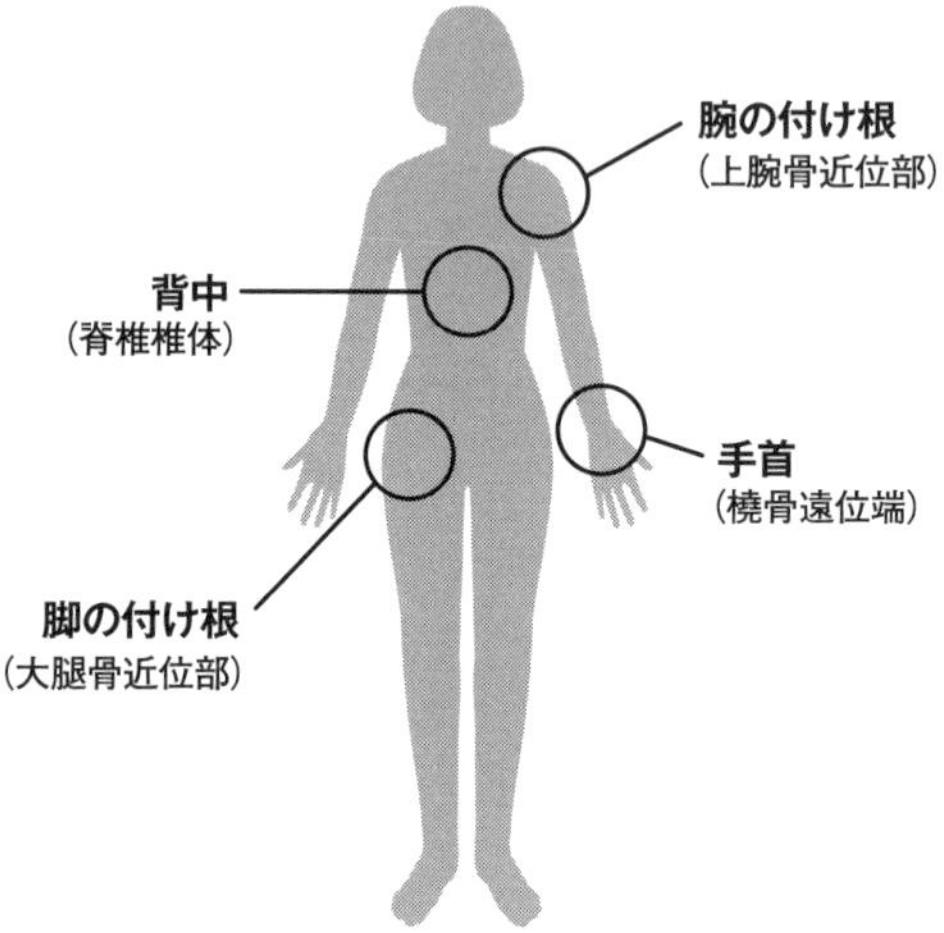

骨は、コラーゲンによる鉄骨とカルシウムのコンクリートで出来た構造物であると述べましたが、写真を見ると健康な骨と骨粗鬆症の骨の違いは一目瞭然です。健康な骨は、骨の形を作る柱や梁などがしっかりしており、いかにも衝撃に強そうです。一方骨粗鬆症の骨は隙間が多くなり、柱も梁もスカスカで、ちょっとした衝撃でもつぶれてしまいそうです。

事実、骨粗鬆症の骨は、重力や衝撃などに弱く、圧迫骨折を起こしやすいのが特徴です。しかも骨折していても自覚症状がないこともあり、気がつかないうちに背骨を何か所も骨折していたり、それが原因で身長が縮んだり、腰が曲がったりしている人も少なくありません。

軽度の圧迫骨折などがあっても、自覚症状がないため放置されていることが多いのですが、骨粗鬆症が進行すると本格的な骨折が起こりやすくなります。

ささいなことで転倒、骨折。最悪の場合、寝たきりも

骨粗鬆症によって骨折しやすいのは、イラストのように、背骨、足の付け根の大腿骨、手首、腕の付け根の上腕骨などです。

これらは骨の構造から海綿骨（骨の中身の部分）が多く、硬いスポンジのような状態なので骨粗鬆症も進行しやすい部位です。

骨折は、主に転倒したときに起こります。階段やちょっとした段差でつまづいたり滑ったりという状況がほとんどです。スポーツや重い物を運ぶといった重労働での骨折は稀で、自宅で、日常生活での転倒による骨折が多くなっています。

加齢すると視力や運動能力の衰え、油断や思い込み、認知機能の衰えなど、本人にとっては、若い頃には考えもしなかったことが転倒につながるものです。

また転倒には至らなくても、ベッドから落ちたり、バランスを崩して強く腕で体を支えたりしても骨折する場合もあります。

また骨がもろくなっているので、骨折すると回復や治癒にも時間がかかり、なかなか元の状態に戻りません。骨折の部位や状態にもよりますが、身の回りのことが自分だけでは出来なくなる場合も多くなります。

特に問題なのは大腿骨、つまり足の付け根の骨折です。ここを骨折するとほぼ100％手術することになり、その後も1か月以上のリハビリをしてようやく歩けるようになります。しかし骨折の具合によってはうまく回復出来ず、車椅子生活になったり、最悪の場合寝たきりになる場合もあります。

「健康長寿」は骨の健康が要

たびたび繰り返しますが、骨粗鬆症は、骨折から介護生活になるきっかけであり、寝たきりの最大原因です。早い時期に骨の健康に留意し、骨粗鬆症を予防・治療するか否かが老後の生活を左右すると言っても過言ではないでしょう。

日本は世界一の長寿国であり、高齢化はさらに進行しています。長い老後を自立した生活でおくれるか、寝たきりですごすかは大きな違いです。

最近は単なる長寿ではなく、元気で自立した生活を続ける「健康長寿」「健康寿命」という考え方が重視されるようになってきました。

日本人の平均寿命は男性が80才、女性が86才です。一方「健康寿命」は男性が71才、女性が74才です。その差は男性が9年、女性が12年。およそ10年間も健康とは言えない年月をすごしていることになります。

もし骨粗鬆症を防ぐことが出来れば、あるいは軽度で治療して治すことが出来れば、「健康寿命」はもっと伸ばすことが出来るはずです。健康で自立した老後をすごすためにも、骨粗鬆症の予防、あるいは早期発見・早期治療が大切です。

第2章

骨粗鬆症《こつそしょうしょう》の検査、診断、治療

変わる骨粗鬆症の定義　「骨密度」と「骨質」、両方が重要

骨粗鬆症というと多くの人は「骨密度」という言葉が浮かぶと思います。「骨粗鬆症にならないために、骨密度を下げないようにしよう」と言われています。「骨粗鬆症は骨密度が低下して骨がスカスカになる病気」という認識は、今日広く普及しました。

ただ骨粗鬆症は骨密度だけが問題なのではありません。もう1つの要素「骨質《こつしつ》」も重要であることが、最近明らかになってきました。

骨密度の重要性は周知され、多くの人が食事や骨粗鬆症治療薬で骨密度の改善が出来るようになってきました。ところが充分な骨密度がありながら、大腿骨の骨折など重篤なけがをする患者さんが少なくなく、長い間医療関係者の間で疑問視されてきたのです。

骨の強度のもう1つの要素、それが「骨質」であり、調べるとやはり骨密度が高くても骨質の低い人はたくさんいることも判明しました。

同じ程度の骨密度でも、人によっては骨質が低い人がいる。それが骨折の原因にな

りえます。骨密度だけでなく骨質にも配慮する必要があります。

骨粗鬆症の定義も改められました。今日の骨粗鬆症は「骨強度が低下し、骨折しやすくなる骨の病気」とされています。この「骨強度」に、骨密度と骨質の両方の要素が含まれています。

骨粗鬆症は、「骨密度の低下と骨質の劣化、その両方が重なって骨折しやすくなる病気」というのが正しい認識です。

骨密度はカルシウム（ミネラル）、骨質はコラーゲン

それでは骨密度と骨質とは何なのでしょう。どんな違いがあるのでしょうか。

まず骨密度は、字面からすると骨成分の密度です。その成分とは第1章でもご説明したカルシウム（詳しくはリン酸カルシウムなどのミネラル）のことです。

骨は、たとえてみればタンパク質のコラーゲンが鉄骨で、カルシウムがコンクリー

トで出来た構造物です。その容積比率は1対1、成分比率は20%対70%（水分10%）、容積比率は半分半分ですので、どちらも大切です。

ところが骨密度はコンクリート部分のカルシウム等のミネラル量を計るのであって、鉄骨であるコラーゲンはこれまで考慮されていませんでした。

構造物の鉄骨部分、いわば柱や梁などの骨組みが考慮されないというのはおかしな話です。これがもろければ、いくらしっかりコンクリートで固めても、大きな地震には耐えられません。骨密度が高くても骨折する人は、やはり骨組みであるコラーゲンが劣化している可能性が考えられます。

今日、骨質は骨の要素の半分を占めるコラーゲンの状態として大変重視されるようになりました。

わかりやすく言うと骨質＝コラーゲンであり、これが骨組みにあたります。骨密度＝カルシウム同様に、骨質＝コラーゲンも加齢によって少しずつ劣化していきます。ちょうど橋の鉄骨が錆びるように、骨の骨組みも錆ついてもろくなっていくのです。

骨のコラーゲンによる骨組みは、コラーゲン架橋と呼ばれることもあります。コラーゲン架橋は、それぞれが単に太くて硬ければいいのではなく、骨の形状を支えるべく、柱や梁が規則正しく緊密に結びついていなければなりません。コラーゲン架橋の太さも並び方もバラバラでは、骨の形状も保てなくなります。コラーゲンの質そのものだけでなく、結びつき方が重要だと言っていいでしょう。

骨強度は骨密度70%と骨質30%で考える

繰り返すと骨の強さは骨密度（カルシウムなどのミネラル）だけでなく骨質（コラーゲン）も大切です。骨の強さを「骨強度」と言い、それは骨密度が70%、骨質が30%、つまり7対3で関係しているというのが今日の考え方です。

ちょっとややこしいですが、骨の容積でいうとカルシウムなどのミネラルとコラーゲンの比率は半分半分。ただし骨粗鬆症にかかわる骨強度は、骨密度（カルシウムなどのミネラル）7 対 骨質（コラーゲン） 3ということになります。

骨密度も骨質もどちらも重要であり、一方だけが充分であっても骨強度は低下し、骨折リスクが高くなります。したがって骨強度を高めて骨折を防ぐには、骨密度（カルシウムなどのミネラル）だけを高めるのではなく、骨質（コラーゲン）をいかに高めるかが重要になってきます。

ところがこの両者は、単にそれぞれの栄養素（カルシウムなどのミネラル、コラーゲン）を補充すればよいという単純なものではありません。栄養剤としてカルシウムやコラーゲンをたくさん摂取しても、うまくいかないことがあるのです。

それはまずカルシウムが吸収されにくいミネラルであることや、骨質に関する要素が複雑でコラーゲンの量だけの問題ではないためだと考えられています。

骨〝質〟というだけあって、それは量だけではなく質、クオリティが重要です。「骨質が低下する」というのは、コラーゲンが減るというよりコラーゲンの劣化、老化が進むためです。実際に年を取ると、コラーゲンによる骨の架橋には質の悪い、キメの荒い柱や梁《はり》が増えていきます。こうした劣化、老化をいかに食い止め、質の良い状態を保つか、あるいは再構築するかが骨質を高めることにつながります。

骨強度を高めるために栄養成分を補給するのであれば、カルシウムなどのミネラルだけでなく、骨質を高める働きのある物質が求められます。

骨粗鬆症　防げる原因　防げない原因

骨粗鬆症の原因は1つではありません。次のようにいくつもの原因があります。それには加齢のように防げないものもありますが、ある程度予防したり改善したり出来るものもあります。

①加齢…誰でも年を取れば体のあちこちに不調が現れ、骨も例外なく弱くなります。消化器の働きも低下しカルシウムの吸収も悪くなります。
②女性（閉経後）……女性は男性よりもともと骨は少し弱いのですが、閉経で女性ホルモンのエストロゲンが減少すると、急激に骨密度が低下します。

③遺伝、家族歴…骨の強さはある程度遺伝します。母親が早い時期から骨粗鬆症で骨折するなどしていた場合、その子どもも注意した方がいいでしょう。

④糖尿病や腎臓病…インスリンは骨芽細胞を増やす働きがありますが、糖尿病ではインスリンが不足するか、うまく働かないため、骨の生成がうまくいきません。腎臓病では血液中のカルシウムが不足するので、骨からカルシウムが供給されて骨密度が低下してしまいます。

以上の4つは、まず防ぎようのない原因です。ただ原因を回避することはできなくても、若い頃からの食事や運動などの生活習慣で骨密度、骨質の維持に努めれば、骨粗鬆症を防げる可能性があります。特に栄養面は、本書後半で紹介するサプリメントなどを活用し、食事面での不足を補うことができます。

次からは本人次第で防げる原因です。

⑤喫煙…喫煙すると血管が収縮し血流が悪くなり、骨への栄養供給が悪くなります。

腸管でもカルシウムの吸収が悪くなります。また喫煙は女性ホルモン・エストロゲンの分泌を低下させます。これらのことから喫煙は骨粗鬆症のリスクを高めます。

⑥過度の飲酒…人によってアルコール摂取の許容量があり、その範囲であれば問題はないとされます。しかし許容量を超えて飲みすぎると、骨芽細胞の働きが低下することがわかっています。またお酒を飲むと赤くなる人は、アルコールを分解できないため、毒素アセトアルデヒドが体内に残り、やはり骨芽細胞の働きが低下します。

⑦やせすぎ　無理なダイエット…身長に比して体重の少ない人の多くは低栄養で、カルシウムが不足気味です。無理なダイエットも同様で、骨の強度を維持するためのカルシウムなどの栄養が不足します。極端な偏食でカルシウムが不足する場合もあります。

⑧運動不足…運動で骨に負荷をかけると骨芽細胞が活性化します。運動不足はその逆で、骨芽細胞が働かないので骨粗鬆症のリスクが高くなります。

⑤〜⑧は食事を含めた生活習慣です。また骨粗鬆症を含むあらゆる健康問題の原因となり得ます。自身の体質（遺伝を含めて）を把握し、必要な栄養はきちんと食事で摂るようにし、飲酒は節度をもってたしなみましょう。運動も大切です。

骨粗鬆症の検査は自治体の検診「節目《ふしめ》検診」がおすすめ

骨粗鬆症は、初めの頃はあまり自覚症状がありません。かなり進行してから転倒、骨折して、はじめて病気に気づくことも少なくありません。早期発見・早期治療が難しい病気ということも出来ます。

そこで目安としては50才を過ぎたら、特に自覚症状がなくても、用心のために骨粗鬆症検査を受けていただきたいと思います。特に女性は閉経すると急激に骨密度が低下するので、早期発見のためにも検査が大切です。

幸い日本では、国が骨粗鬆症検査を推進しています。具体的には市町村などの自治体が実施しており、対象年齢の女性が全て検査を受けられる体制が整っています。女性は住所のある自治体からの検診のお知らせがあるので、まずはこれを受けることをおすすめします。

対象年齢は「40才以上70才まで」が多く、その年齢の間は5年ごとに検査が続けて受けられます(節目検診と言う)。もっと若い年齢からでも受けられる自治体もあります。

検査の受け方は、受診できる医療機関が複数決まっていて、数か月以内の実施期間が決まっている受診チケット式の場合もあれば、「○月○日○時から　○○保健センター」などと日時や場所が特定されている場合もあります。

公的な検査なので費用は数百円~千円程度。自分で医療機関に出向いて検査を受けるよりずっとお得です。市町村から検診のお知らせが来たら、せっかくなので積極的に受けましょう。

また会社の健康診断や人間ドックでも、オプションで骨粗鬆症検査が受けられます。

スクリーニングで骨密度と骨粗鬆症の可能性をさぐる

骨粗鬆症の最初の検診では、問診表の提出と、機器による骨密度の検査を行います。骨密度を計る場合は、ＭＤ法やＱＵＳ法などの機器を使うことが多いようです。ＭＤ法は、四角い板の上に両手をおいてＸ線撮影し、手の甲の骨の状態を診ます。ＱＵＳ法はかかとやすねの骨に超音波をあてて調べます。いずれも簡便なもので、痛みも刺激もなく、数分で終わります。

意外に重要なのが問診表で、受診者の身長、体重、年齢、性別といった基本情報から、自覚症状の有無、月経の有無、遺伝性の有無、喫煙や飲酒、ふだんの食生活、日常的な運動量などを細かく記入します。

例えば受診者がやせていて小柄で、早くに閉経していて、母親が骨粗鬆症であり、喫煙や飲酒量も多いとなると、本人も骨粗鬆症になる要素がかなり多いことがわかります。

また既往症とその治療法の中には、骨粗鬆症になる可能性が高いことを示唆するものがあるかもしれません。例えば糖尿病や腎臓病、あるいはリウマチなどの病気でステロイド剤を使っていると骨粗鬆症になりやすいことがわかっています。

こうしたことがデータとして医療機関が把握出来ると診断の際役に立つだけでなく、検査後の指導もしやすくなります。

もしこの検査で骨密度が低ければ、また問診結果に心配な点があれば、専門の医療機関でより詳しい検査を受けるように紹介されるでしょう。

骨粗鬆症の診断基準。骨量が若年成人の70%未満

専門的な検査では、骨の状態を正確に把握するために、より精密な結果が出る機器での検査や血液検査などが行われます。例えば脊椎のX線撮影や問診、骨密度検査、骨代謝マーカーなどの血液検査がありますが、病院によって検査項目は多少違うようです。

この中でも代表的な骨密度検査にＤＥＸＡ（デキサ）法があります。これは現在、世界標準の検査方法で、２種類のＸ線を使うことで体のどこの骨でも調べることが出来ます。一般的には腰椎や大腿骨近位部の骨密度をはかります。

検査自体は数分で終わり、痛みも刺激もありません。費用は健康保険適用で１５００円～程度です。

骨代謝マーカーとは、文字通り「骨代謝」の状態を調べる方法です。血液検査と尿検査によって行われます。

骨は、古い骨が溶ける骨吸収と、新しい骨が出来ていく骨形成の繰り返しで常に変化しています。その吸収と形成の両方を調べるのがこの検査です。この方法では骨密度ではなく、骨の成分の半分を占めるコラーゲンの状態（骨質）を把握することも出来ます。

ただし診断基準の中心となるのはやはり骨密度です。ＤＥＸＡでは、若年成人（20才～44才）の骨密度の平均値（ＹＡＭ値）を１００として、受信者の骨密度がその何％かを調べます。骨粗鬆症と診断される値は、ＹＡＭ値の70％未満です。

骨粗鬆症の診断基準

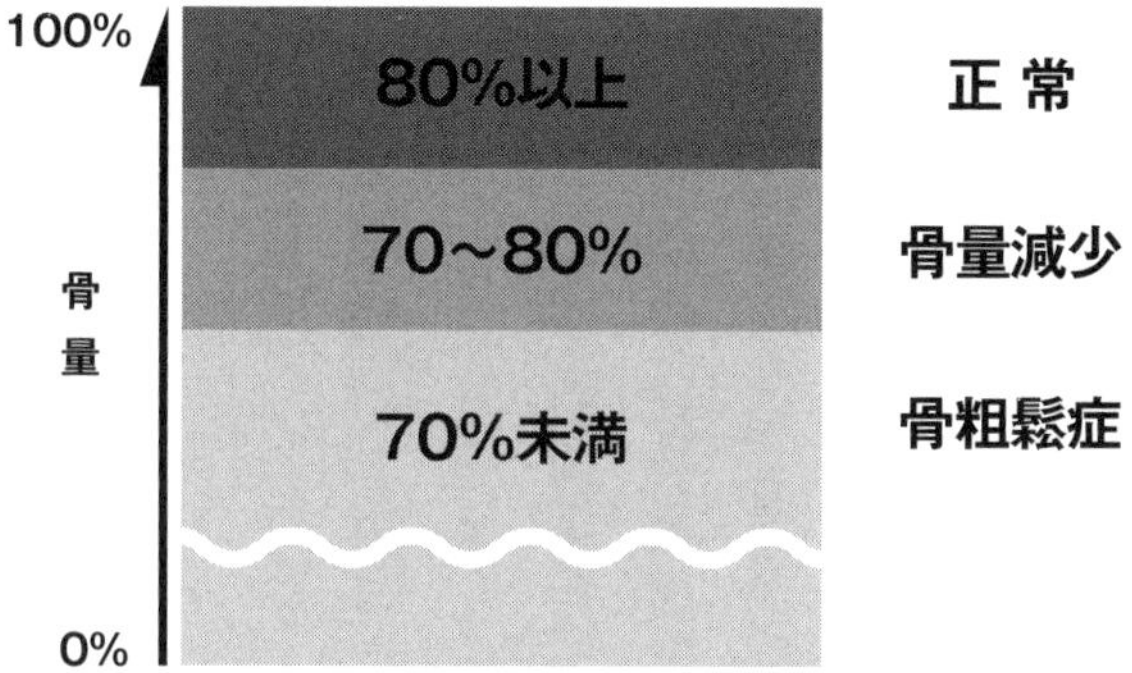

ＹＡＭ値70％未満　骨粗鬆症
ＹＡＭ値70〜80％　骨量減少
ＹＡＭ値80％以上　正常

骨粗鬆症は、自覚症状がなくてもかなり骨が弱っており、〝骨折しやすい状態〟と考えなければなりません。そういう意味でＹＡＭ値70％未満は、危険な状態だと言えるでしょう。

ちなみにＹＭＡとはYoung Adult Meanの略で若年成人の骨密度の平均値のことです。

また骨密度だけが診断基準ではなく、ＹＡＭ値70〜80％であっても、既に過去に骨折の経験があれば骨粗鬆症と診断されます（事故による骨折は除外）。

骨粗鬆症のタイプと他の病気との鑑別

骨粗鬆症には大きく分けて原発性骨粗鬆症と後発性骨粗鬆症があります。

▼原発性骨粗鬆症

原発性骨粗鬆症というと言葉がたいそうな感じがしますが、要するに一般的な骨粗鬆症のことです。特別な病気によるものでなく、加齢や閉経などによる骨強度の減少で起こるものです。圧倒的に女性に多く、全骨粗鬆症の9割を占めます。

さらに、同じ原発性骨粗鬆症でも、脆弱性骨折（骨粗鬆症によって骨が弱り転倒などのちょっとした衝撃で骨折すること）の有無も判断材料になります。ちょっとした衝撃で大腿骨近位部（足の付け根）骨折や脊椎椎体（背骨）骨折がある場合、ＹＡＭ値にかかわらず骨粗鬆症と診断されます。大腿骨近位部、脊椎椎体以外の手首、肩、骨盤などの骨折があるとＹＡＭ値が80％未満ならば原発性骨粗鬆症です。

一度骨折すると骨は折れやすくなります。第1章で述べた圧迫骨折、「いつのまにか骨折」もそうですし、ボキッと折れた場合も同様です。まずは骨折によるダメージを負うと骨はなかなか元通りにはなりません。

さらに骨粗鬆症は骨折した部位だけでなく全身の骨に起こっているため、骨折した箇所をかばって生活していると、他の骨に負担がかかり骨折する可能性もあります。足や腰をかばってよろけたはずみに手首で体を支え、骨折するという具合です。

骨折する前に骨粗鬆症を発見し、出来ればあまり骨密度の低下しないうちに予防・改善策をとればそれにこしたことはありません。

また何度も繰り返しますが、大きな骨折は要介護、さらには寝たきりの大きな要因になります。脆弱性骨折がある場合、同じ骨粗鬆症でも危険度は非常に高いと考えていただきたいと思います。一刻も早く治療などの対策が必要です。

後発性骨粗鬆症

加齢や閉経とは異なり、特定の病気や治療用の薬が原因になっている場合を、後発性骨粗鬆症と言います。

例えば糖尿病などの生活習慣病あるいは慢性腎臓病や副甲状腺機能亢進症・関節リウマチなどの病気によって骨代謝がうまくいかなくなる場合があります。こうした病気によって骨代謝に必要なホルモンが足りなくなったり、骨を劣化させる物質が増え、骨粗鬆症になることがあります。

また薬の副作用による骨粗鬆症の代表的なものにステロイド性骨粗鬆症があります。これは経口ステロイド剤を長期（3か月以上）に服用した場合に起こりやすく、年齢には関係ありません。ステロイド内服の必要な疾患の病気療養は長期になる場合も多く、骨粗鬆症になる確率も高いことから、該当する病気治療の一環として骨の検査や予防が行われます。他に抗けいれん薬、ワルファリン、性ホルモン抑制剤、抗がん剤などが骨粗鬆症の原因になる場合があります。

骨粗鬆症は女性の方がかかりやすい病気ですが、後発性骨粗鬆症の場合は男性も少なくありません。また同様の病気があれば、閉経前の女性や若年層にも起こり得ます。もともと重篤な病気があってさらに骨粗鬆症を発症すると、原発性骨粗鬆症より病状は深刻になります。

若い世代に増加中、ライフスタイルが骨に悪影響？

ハリウッド女優のグウィネス・パルトロウさんは、30代の頃、足を骨折して初期の骨粗鬆症と診断されていたこと、当時うつ病であったことをブログで告白して話題になりました。

グウィネス・パルトロウといえば「アベンジャーズ」シリーズや「恋に落ちたシェイクスピア」などで知られ、抜けるような白肌とブロンドの髪、スーパーモデル級のプロポーションで知られる美人女優です。しかしその美貌とキャラクターを維持するための生活が、ひょっとすれば骨粗鬆症を招いていたのではないかと言われています。

多くの女優がそうであるように、グウィネスも極端に痩せていました。完全なベジタリアン。徹底した日焼け対策。ポーランド系の移民ということもあり、スラブ系の色白美女です。色白であることが彼女の美貌の大きな要素です。

ベジタリアンの方には申し訳ありませんが、動物性タンパク質を一切食べない食事は栄養バランスをとるのが難しいものです。充分なカロリーをとっていればまだしも、ダイエットで激やせするとなれば骨にとってよいわけがありません。日焼けをおそれて日光に当たらなければビタミンDが不足します（ブログでも医師にビタミンD不足を指摘されている）。そしてうつ病です。

グウィネスは娘を出産した後「産後うつに悩まされた」と告白しており、それも骨粗鬆症の原因の1つではないかと言われています。

なぜならうつ病は血液中の炎症性物質を増やし、それが骨を溶かす破骨細胞を活性化させることがわかっているからです。さらに長期の抗うつ剤の使用が二次性の骨粗鬆症の原因になる可能性も指摘されています。

彼女のように美貌を守るためのライフスタイルがベースになり、出産、うつ病がきっかけで骨粗鬆症になることもあり得るわけです。

ひるがえって日本の若い女性はどうでしょう。ダイエットや美白、ライフスタイルなどがグウィネス・パルトロウに似てはいないでしょうか。丈夫な骨を形成しておかなければならない年代に、骨に関しては少々不安を感じます。

自分で出来る骨折リスク判定ツールFRAX

医療機関での検査とは異なりますが、全ての人を対象にした骨折の可能性を探る世界的な計算ツールをご紹介しておきます。

２００８年にＷＨＯ（世界保健機関）が開発したＦＲＡＸというインターネット上の計算ツールで、簡単な質問に答えるだけで、今後10年間の骨折の確率をはじきだしてくれます。日本人版が選べるので、インターネットに接続することが出来れば、誰でもすぐ試すことが出来ます。

この計算ツールのもとになったのは、世界の10の地域で収集した骨折のデータです。国際機関でなければ出来ない膨大なデータ解析によるところが興味深いと言えます。

質問事項は年令、性別、身長、体重など12項目。質問に関する説明もあり、不明点もすぐわかるようになっています。例えば「糖質コルチコイド」に関してチェックを入れる箇所がありますが、糖質コルチコイドは経口ステロイド剤投与を受けている場合〜といった説明があります。

骨密度を記入する欄がありますが、わからなければ空欄でかまいません。

回答欄にチェックを入れて、最後に「計算する」という欄をクリックすると2つの項目の10年間においての骨折の確率が出ます。

●Major osteoporotic（背骨の圧迫椎体、手首の橈骨遠位端、足の付け根の大腿骨近位部、肩の上腕骨近位部の4か所の骨折の確率）

●Hip fracture（足の付け根の大腿骨近位部のみの骨折の確率）

結果Major osteoporoticが15％以上、Hip fractureが5％以上だと危険域であり、専門の医療機関を受診した方がよいということになります。

質問事項が少なく、骨密度がわからなくても答が出るので、これで骨粗鬆症かどうか正確に診断出来る、とは言いがたいものがあります。ただ骨粗鬆症に対して興味を持ち、自身のこととして前向きに検討するためには価値があるツールだと言えるでしょう。

ＦＲＡＸは日本の医師達が治療において参考にしている「骨粗鬆症治療ガイドライン」でも推奨されています。一般的な普及度、知名度は今ひとつですが、専門医はみな知っているので、万一受診する際には個人データとして提示することが出来ます。使い方はＧｏｏｇｌｅでもＹａｈｏｏ！でも検索エンジンを使い、ＦＲＡＸと入力。色々なサイトが出てくるので、わかりやすいページを探してやってみてください。

骨粗鬆症の医学治療

骨粗鬆症の治療は、食事療法、運動療法、薬物療法の３本柱です。

治療の目的は骨密度を高めて骨折を防ぐことです。骨折せずに上手に治療を進めていけば骨はだんだん丈夫になり、骨密度も改善します。うまくいって骨粗鬆症が治った、というところまで改善する人もいます。

骨が丈夫な人は背筋がまっすぐで立ち居振る舞いも颯爽として、見るからに若々しいものです。外見だけでなくＱＯＬ（生活の質）も高く、体全体の健康状態も良好な人が多いものです。

万一、すでに骨粗鬆症、あるいはその予備軍であっても悲観することはありません。ある程度進行していても治療して改善することができます。

骨は常に生まれ変わっています。古い部分は壊され（骨吸収）、新しく作り直されて（骨形成）います。その勢いは変化しますが、何才になっても骨代謝は続いており、一生涯新しい骨が作られ続けているのです。

骨粗鬆症の予防・改善のためには、まず食事による栄養摂取です。骨の材料であるタンパク質やカルシウムを食事でしっかり摂ることが大切です。またカルシウムの吸収を助けるビタミンＤやビタミンＫも、十分摂取しなくてはなりません。

また骨にとって大変重要なものに運動があります。運動によって骨に刺激を与えると骨芽細胞が活発になり、新しい骨を作る働きが盛んになります。運動といっても何でもいいわけではなく、足裏からある程度衝撃のある運動、例えばエアロビクス、ジョギング、ウォーキング、散歩などがおすすめです。

食事療法、運動療法は次章で詳しくご紹介するとして、ここからは骨粗鬆症の薬物療法についてふれてみます。

薬物療法。働き方によって異なる薬

骨粗鬆症の薬は大変進歩しています。以前はカルシウム剤くらいしかありませんでしたが、今では骨の状態によって様々な薬があり、効果も高くなっています。薬をその働き方でおおまかに分けると、次の3つに分類されます。

①骨吸収を少なくする薬（骨吸収抑制薬）
②骨形成を助ける薬（骨形成促進薬）
③カルシウムの吸収量を増やす薬（骨・カルシウム代謝調整薬）

①骨吸収抑制薬

骨吸収とは破骨細胞によって古い骨が溶けてしまうことです。骨吸収を抑えることで骨密度を上げる薬です。骨吸収抑制薬には次のようなものがあります。

ビスホスホネート剤

【薬剤名】アレンドロネート（商品名ボナロン、フォサマック）
リセドロネート（商品名ベネット、アクトネル）
ミノドロネート（商品名ボノテオ、リカルボン）
イバンドロネート（商品名ボンビバ）
ゾレドロネート（商品名リクラスト）

骨粗鬆症治療薬の基本といっていい薬です。働きは、破骨細胞の働きを強力に抑制し、骨吸収を抑えます。結果として骨芽細胞の働きを優先させることになり、骨形成を助けて骨密度を高めます。

大規模臨床試験では、骨密度の上昇や骨折予防に高い効果を示しました。

服用方法は独特で「朝起きてすぐ飲む」です。この薬はカルシウムと結びつきやすく、結合すると体内への吸収が悪くなるので、食べ物が入ってくる前に飲む方がよいからです。朝食の30分以上前に服用します。

【副作用】

飲んだ後、胃まで届かずに食道に留まると食道炎を起こすことがあります。朝食前に服用することが消化器にとって負担になる場合があるので、逆流性食道炎、胃炎、十二指腸炎などのある人は飲まない方がいいとされます。

骨吸収作用が強いので、長期（3年以上）の服用は要注意です。古い骨が残った状態が続くと顎骨壊死《がっこつえし》・骨髄炎や非定型骨折が起こる場合があります。

顎骨壊死とは、文字通り顎《あご》の骨が壊死してしまうことです。細菌感染がきっかけになるので、抜歯やインプラントなどを行う場合、抗生剤を服用するなどして予防することがあります。

非定型骨折のうち主に大腿骨幹部の骨折が起こります。大腿骨近位部骨折が根元のほうに起こる骨粗鬆症の際の定型的な骨折なのですが、もっと下のほうの幹部は普通はあまり折れないので非定型骨折といいます。

選択的エストロゲン受容体モジュレーター（SERMサーム）

【薬剤名】ラロキシフェン（商品名エビスタ）
バセドキシフェン（商品名ビビアント）

女性は閉経すると女性ホルモンのエストロゲンが急激に減少します。エストロゲンは骨吸収を抑制する働きがあるので、これが減少すると骨吸収が進んで骨粗鬆症になりやすいわけです。

選択的エストロゲン受容体モジュレーター（SERMサーム）という種類に分類さ

れる薬は、エストロゲン同様、骨と結合して骨吸収を抑制します。ビスホスホネート薬と並んでよく使われている薬です。

「選択的」とは骨のエストロゲン受容体だけを選択して作用することを意味します。エストロゲンは、乳腺や子宮の受容体に作用するとがんを起こすことがありますが、骨ではその心配はありません。そのため「選択的」に骨の受容体に作用することが重要なわけです。

副次的な効果として乳がんを予防する可能性もあると言われています。

【副作用】

更年期症状のようなほてり（ホットフラッシュ）、脚のけいれん（こむらがえり）、むくみなどが起こることがあります。また女性ホルモンのエストロゲン同様、血液を固める作用があるので静脈血栓塞栓症、深部静脈血栓症、肺塞栓症（エコノミークラス症候群）、視力障害などに注意が必要です。

女性ホルモン薬（エストロゲン）

【薬剤名】エストリオール（商品名　エストリール）

前述の選択的エストロゲン受容体モジュレーターのように骨粗鬆症だけに特化した薬ではなく、減少した女性ホルモン（エストロゲン）を補充することで、閉経後の更年期障害の症状全般を緩和する薬です。骨粗鬆症にも予防効果があります。

しかし２００２年の米国の大規模臨床試験において、別の女性ホルモンであるエストラジオールを長期連用すると、乳がん、血栓症、脳卒中、心血管障害の発生確率がわずかに上昇することが明らかになりました。

前述のように更年期障害全般の改善を目的として使用することで、骨粗鬆症予防効果も得られる薬剤ですので、膣や外陰の乾燥症状など他の症状をあわせ持っている場合に使用するとよいでしょう。

カルシトニン薬

【薬剤名】エルカトニン（商品名　エルシトニン）
　サケカルシトニン（商品名　サーモトニン）

破骨細胞の働きを抑え、骨吸収を抑制します。骨粗鬆症に伴う腰痛などの痛みを緩和します。ただし骨折予防効果はあまり期待できません。サケやうなぎ由来の薬が多く、これらを材料にしたものの方がヒト由来より効果が高いとされています。

【副作用】
頬の紅潮、ほてり、悪心などがあります。

ヒト型抗RANKLモノクローナル抗体製剤

【薬剤名】デノスマブ（商品名ランマーク、プラリア）

破骨細胞の働きのもととなるRANKLという分子の働きを抑えることで、骨吸収を強力に抑え込み、骨密度の上昇を促します。

ビスホスホネートと似た働きですが、ビスホスホネートは2年くらい使うと効果が弱ってくるのに対し、こちらは継続して使い続けることが可能で、骨密度が上がり続けます。

ただしデノスマブの使用を中止すると、骨密度が再び急速に低下してしまう可能性があることが、指摘されています。また中止することで脊椎椎体（背骨）骨折が増加するという報告もあります。しかし胃腸障害のおそれはないので使用しやすい薬です。使用方法は半年に1回の注射です。

【副作用】

この薬は骨吸収を強力に抑制するので、骨から溶け出すカルシウム量が少なくなりすぎ、時として投与初期、血液中のカルシウムが減少する低カルシウム血症が起きることがあり、投与開始後7〜14日後に血液検査が必要です。症状は手足のしびれやけいれん、筋肉の脱力感などです。

またビスホスホネート同様、顎骨壊死《がっこつえし》や非定型骨折が起こる場合があります。詳しい症状はビスホスホネートの項を参照してください。

②骨形成を助ける薬（骨形成促進薬）

副甲状腺ホルモン薬

【薬剤名】テリパラチド（商品名　フォルテオ、テリボン）

副甲状腺ホルモンの骨形成を促進する働きを利用して作られた薬で、骨密度が著しく低下した重症の骨粗鬆症の患者さんに使用されます。ビスホスホネートやサームが効かない、あるいはこれらの薬で治療中にもかかわらず骨折してしまった患者さんなども対象になります。

大規模臨床試験では、高い骨形成効果や骨折予防効果があることがわかりました。また腰痛緩和効果も認められています。

ただし使用期間は生涯で18か月、もしくは24か月と決まっています。これは動物実験で、長期連用した場合、骨肉腫が発生するという報告があるためです。動物に大量投与した場合であり、人間には当てはまらないとされていますが、念のため期間限定の使用となっています。

使用法は1日1回の自己注射、あるいは週1回の病院での注射です。

過去に骨ページェット病、原発性悪性骨腫瘍、骨への影響が考えられる放射線治療を受けた、転移性骨腫瘍などのある人には、この薬は禁忌となります。

【副作用】

ふらつきや吐き気です。稀にアナフィラキシー反応、ショック症状が起こることがあり、投与開始初期は、使用後はしばらく安静にして、体調の変化を把握する必要があります。

③カルシウムの吸収量を増やす薬（骨・カルシウム代謝調整薬）

カルシウム薬

骨の成分の半分を占めるカルシウムそのものを薬剤にしたものです。食事からの摂取だけでは治療効果が乏しい場合、カルシウム薬を摂取します。特に乳製品や小魚などカルシウムが豊富な食品が苦手で食べられない人には、不足分を補うために有用です。

カルシウムは加齢に伴って小腸から吸収する力が低下していきます。充分カルシウムを摂っているつもりでも、体はあまり吸収出来ていないことがあります。

またカルシウムは骨だけでなく全身にとって非常に重要なミネラルであり、血液中のミネラルは常に一定に保たれています。しかし体のどこかでカルシウムが不足すると血液中のカルシウムが使われ、今度は血液中のカルシウム不足を補うため骨から溶け出してしまうのです。これもまた骨のカルシウムが不足する理由です。

ビタミンD_3薬

カルシウムの吸収を助け、破骨細胞の働きを抑えて骨が溶けるのを抑制します。また骨芽細胞の成熟や分化を助けるなど、骨にとって重要な栄養素です。また骨だけでなく筋肉繊維を丈夫にする働きを持っています。

薬はビタミンDを活性化したビタミンD_3薬です。

ビタミンDは食事で摂取するだけでなく、日光を浴びることで皮膚表面で合成できる栄養素です。紫外線に浴びすぎるのはよくありませんが、なるべく外出して一定時間日光を浴びることは骨粗鬆症の予防・改善にとって大切なことです。

【副作用】

ビタミンDはカルシウムの吸収を助ける栄養素ですが、一緒に大量に摂取すると高カルシウム血症になる場合があります。

ビタミンK_2薬

ビタミンKには、ブロッコリーやほうれんそうに含まれるビタミンK_1と納豆に含まれるビタミンK_2があります。骨粗鬆症に有用とされるのは主にビタミンK_2で、その働きは骨のタンパク質であるオステオカルシンの成熟を助け、骨折を予防します。

骨の成分は半分がカルシウム、半分がタンパク質です。もう少し詳しく見ると、そのタンパク質の9割がコラーゲンで、残り1割がオステオカルシンという物質です。骨に占める割合は少ないですが、骨の石灰化にとってなくてはならない成分です。

【副作用】

ビタミンK_2の副作用はほとんどありませんが、血液の凝固を防ぐワーファリンとの併用は出来ません。ビタミンK_2がワーファリンの働きを低下させてしまうためです。

骨粗鬆症治療薬で顎の骨が溶ける？　命にかかわる感染症

骨粗鬆症の薬は大変進歩し、効果の高いものが多くなりました。また骨粗鬆症という病気に対する認識も定着し、予防や治療に取り組む人が増えています。そのため高齢になっても腰も曲がらず、自立した生活をおくる人が増えてきました。高齢化の進む日本において、骨粗鬆症の治療薬の果たす役割も大きいと言えるでしょう。

ただし薬には大なり小なり副作用があります。骨粗鬆症の薬も同様です。副作用は薬によって違い、その現れ方は人によっても違います。どんな副作用があるのかは、知っておいていただきたいと思います。

骨粗鬆症の薬の副作用では、骨吸収抑制剤のビスホスホネート系薬剤のそれがよく知られています。ビスホスホネートの場合、この薬の項でも述べた顎骨壊死がありま す。

「顎骨壊死」は、顎骨骨髄炎で文字通り顎の骨が腐ってしまうことです。多くは抜歯など歯の治療後に起こりますが、虫歯や歯周病があるだけでも起こります。

口腔内には膨大な数の細菌が存在し、抜歯などの治療によって歯茎には炎症が起こりますが、通常は時間と共に治まり患部の傷も治っていきます。ところが傷口から細菌感染し、顎の骨にも広がって骨髄炎になり、さらに進行して骨が壊死してしまうことがあるのです。悪化するとひどい痛みで食事もで出来なくなります。

早く発見し、軽症ならば傷の殺菌や抗生物質の使用で治りますが、発見や治療が遅れると壊死した骨をかき出したり、骨の一部を切除しなければなりません。

それでも治らない場合は、高圧酸素療法や細胞シートによる再生医療なども検討されるというのですから、非常に治療が困難になり得ることがわかります。

最悪の場合、細菌が血液を経て脳や肺に及び、「膿瘍《のうよう》」や「膿胸《のうきょう》」になる場合もあります。これで敗血症を起こすと命にかかわります。

なぜ骨が壊死するのか。顎骨の細菌感染を止められない？

ビスホスホネート系薬剤は、破骨細胞の働きを抑制することで骨密度の低下を防ぐ薬です。それだけならば、細菌感染と炎症、その広がりには関与していないはずです。ところがこの薬には、いくつかの問題となる働きがあります。

まず1つは、もともとビスホスホネート系薬剤には粘膜を傷つける性質があること。そのため食道や胃に潰瘍などの炎症性トラブルが起こります。口腔内でも同様のリスクがあります。口腔内には膨大な細菌が存在するので、細菌による感染はさらに炎症性のトラブルの可能性を広げます。

口腔内は骨と細菌が近接しており、抜歯などの治療によって細菌がさらに骨に侵入しやすくなります。

もっと大きな問題だと考えられているのは、ビスホスホネート系薬剤が、顎骨の代謝を下げることで免疫力をも下げてしまうという説です。

骨吸収は、吸収という言葉を使ってはいますが、実際には骨が溶け、その部分が削れてへこんでいきます。この現象は単に古くなった成分を削って捨てているだけでなく、そこに感染した細菌を排除することでもあります（虫歯という現象も、虫歯をおこす細菌が歯を削り取っているのではなく、細菌を排除しようとして免疫細胞が活性化し、歯の表面が溶けている）。

ビスホスホネート系薬剤は骨吸収を抑える薬です。顎骨においては、通常他の骨の10倍の速度で骨代謝が行われていると言われていますが、この骨代謝速度がビスホスホネート系薬剤の使用により急速に低下してしまいます。すると顎骨が細菌を排除する働きが低下し、感染が進行してしまうというわけです。

平たく言うと顎骨の骨吸収の抑制→顎骨の細菌を排除する働きの低下→感染、炎症→顎骨骨髄炎、壊死という流れです。

この悪循環を起こさせないためには、骨粗鬆症治療をはじめたら、口腔ケアをしっかり行う習慣をつけることが大切です。毎食後の歯ミガキに加えて、1日1回歯間ブラシや舌ブラシを使用するようにしましょう。

増加する患者数。治療困難な副作用

ビスホスホネート系薬剤による顎骨壊死は、稀な副作用ではありません。しかし骨粗鬆症の患者さんが増え、この薬による治療を受ける人が増えるにつれて、患者数は急増しています。

日本口腔外科学会は次のような発表をしています。全国調査によると2006年〜2008年の薬剤性の顎骨壊死の症例は計263例だったのに対し、2011年〜2013年は4797例。実に20倍に増えているのです。

薬の使用者が増えているので副作用の発生も増えているのですが、相対的に少ないからといって無視出来るものではありません。特に副作用が治療困難な症状である場合、患者さんが被る不利益は甚大なものになるからです。

薬が作用するのは全身の骨ですが、特に顎骨でトラブルが起きるのは、顎の骨に常に咀嚼という負荷がかかっているために、他の骨よりはるかに骨代謝が盛んだからとされています。骨代謝が盛んな骨は骨吸収も盛んであり、ビスホスホネート系薬剤も強力に作用します。また顎骨は、前述のように口腔内の細菌の侵入の多い骨であることも大きな理由です。

ビスホスホネート系薬剤による顎骨壊死に関しては、多くの医療関係者がその問題を指摘しています。

いったん症状が発生すると、治療法はその都度、医療機関での判断に任されます。確たる治療法が示されていないことも問題とされています。

歯科治療と骨折予防。混乱する医療現場

ビスホスホネート系薬剤による顎骨壊死は、口腔内の細菌が直接の原因で起こります。細菌がなければ感染、炎症は起こりません。従って骨粗鬆症の患者さんがビスホスホネート系の薬を使う時に、歯科治療をどうするか、という問題が発生しています。例えば次のような場合があります。

骨折を予防するためにビスホスホネート系薬剤を使いたい。けれども患者さんは虫歯や歯周病などがあるので、先に治しておきたい。こうした場合は問題なく歯科治療が優先されます。

しかし既にビスホスホネート系薬剤を使っている患者さんが、新たに抜歯や歯周病の治療を受ける場合、それが細菌感染、炎症、顎骨壊死のきっかけになるかもしれません。こうした場合、いったんビスホスホネート系薬剤を休薬して歯科治療を行う必要があります。

ビスホスホネート系薬剤は骨に蓄積するので、一度休薬しても骨からなくなるまで

かなり時間がかかります。口腔外科学会の公式見解では3か月休薬が望ましいとされています。休薬期間中は転倒などしないように注意しましょう。そして虫歯に再びならないように、しっかり治療しましょう。

歯科治療が必要ない人でも油断は禁物です。口の中は細菌の巣窟であり、ちょっとしたきっかけでその細菌が歯根から顎骨へ侵入してしまいます。

従ってビスホスホネート系薬剤を使っている人は、あらためて口腔内の衛生に充分注意し、歯磨きやうがいの徹底を求められています。

デノスマブでも予想外の顎骨壊死

顎骨壊死が起こるのはビスホスホネート系薬剤だけではありません。ビスホスホネート系薬剤と同じく古い骨を溶かす破骨細胞の働きを抑えて骨吸収を防ぎ、骨粗鬆症の進行、骨折を予防する薬デノスマブでも、同様のメカニズムで顎骨壊死が起きることがわかってきました。

デノスマブは骨粗鬆症だけでなく、がんの骨転移にも使われる薬で、ビスホスホネート系薬剤とは違い、長く骨に沈着しないので顎骨壊死は起きないと考えられていました。

しかし予想は大きくはずれ、ビスホスホネート系薬剤による顎骨壊死と発生頻度は同じです。

そこで最近は、ビスホスホネート系薬剤やデノスマブなどで起きる顎骨壊死を「骨吸収抑制薬剤関連顎骨壊死」という呼び方をするようになっています。

こうした現象の背景には、より効果の高い、より強力な薬を、より早く作り出そうとする研究開発競争があります。何代にもわたって年をとると背中の曲がった先祖がいた人の背中が、曲がらずに人生を送ることはすばらしいことです。

しかし、効果の高い薬には、必ず一定の副作用があります。病気の治療にもベネフィット（利益）とリスク（不利益）の考慮が必要です。

骨粗鬆症は、基本的には生活習慣病であり、遺伝的に、強力な薬を使う必要がある人と、サプリメントなどの副作用の少ないケアで充分な人がいます。危険な副作用を回避して、上手に病状を抑え、ＱＯＬを維持していく方法はあるのです。

副作用が出やすい高齢者

ビスホスホネート系薬剤には、他にも色々な副作用があることが知られています。例えば服用当初に起こりやすいインフルエンザ様症状。インフルエンザとは全く関係はありませんが、「まるでインフルエンザのような」発熱、背骨など関節の痛み、倦怠感などが発生します。

その症状は1日～3日でほとんどが消失しその理由もわかっているために、あまり問題視されていないようです。

この薬は様々なタイプがあり、服用方法に特徴があります。服用後30分は横にならないことについては既に述べましたが、飲む回数も1日1回から週1回、1か月に1

回などがあります。最初は、投与間隔の短い薬剤からはじめ、副作用がない場合に投与間隔の長いタイプの薬に変更していく工夫が必要です。

骨粗鬆症は高齢者に多い病気です。高齢者の多くは既に様々な薬を服用していることが多く、複数の薬の飲み合わせの問題が発生します。薬の組み合わせに問題がなくても、副作用が発生したときにどの薬が原因かわからないことはよくあります。

また高齢者は、全身の代謝が低下しており、免疫力や体力も落ちているので、薬の副作用が若い人より出やすいのも事実です。

骨粗鬆症の薬は確かに効果はありますが、副作用も決して小さいとは言えません。

そして骨粗鬆症は、薬以外にも予防する方法があります。

次章からご紹介する食事療法、運動療法、そしてサプリメントなどを上手に利用すれば、多くの場合、骨密度を下げないことは可能です。

第3章

骨粗鬆症《こつそしょうしょう》を防ぐ・治す生活

自分で出来る骨粗鬆症の防ぎ方、治し方

前章後半では、骨粗鬆症の薬物療法について少し詳しく紹介しました。骨粗鬆症の薬は、よく効くものが次々に登場していますが、副作用も決して無視出来ません。

そこで本章では、薬だけに頼るのでなく、食事や運動、サプリメントなど自分で出来る骨粗鬆症の防ぎ方、治し方についてご紹介してみましょう。

「自分で出来る」というと、「面倒そうだな」「つらそうだな」と思う方もおられるかもしれません。けれども案外そうでもないのです。

例えば食事療法といえば糖尿病ですが、糖尿病の食事療法、これは本当に面倒です。毎日のカロリー計算、食べてはいけないもの、外食やお酒、旅行のときはどうするかなど色々な制約があります。

けれども骨粗鬆症の食事療法は、そうした制約はほとんどありません。「必要な栄養はしっかり摂ろう」基本的にはそれだけです。

運動も簡単なものばかりです。

もちろん薬が必要な人もたくさんおられます。骨密度が低く、YAMが70％を下回る人は、いつ、なんどき骨折するかもしれません。そうした人は骨強度を高めて骨折を防ぐために、薬はしっかり飲まなければなりません。

ただ薬に頼りっきりで、食事療法、運動療法はなし、というのはどうでしょう。健康管理全般を考えても決してよくありません。

食事（栄養）と運動は骨粗鬆症治療の土台のようなものです。これをしっかりやっていくことで、強い薬を使いすぎず、副作用の心配もなく、丈夫でよく動く若々しい体を維持することが出来ると思います。

食事療法

骨の栄養成分をしっかり摂る

骨密度はカルシウムで決まる

丈夫な骨を作るために、第一に必要な栄養はカルシウムです。

骨の成分は主にカルシウムとタンパク質（コラーゲン）で出来ています。そうして骨密度は、カルシウムなどのミネラルの量を計った数値です。

詳しくいうと「カルシウム」単体ではなく、カルシウムとリンが結びついたリン酸カルシウムです。もっと詳しくいうとリン酸カルシウムの一種であるハイドロキシアパタイトという物質になります。

骨の成分、というとカルシウム、リン酸カルシウム、ハイドロキシアパタイトなど色々な言葉が使われますが、これらはほぼ同じものと考えていいのです。

さてカルシウムの役割ですが、既に述べた通り、骨密度を担うだけでなく、心臓や肺などを動かす筋肉の収縮や神経の情報伝達、出血を止めるといった重要な働きをしています。そうして体内の全カルシウムの99％は骨に蓄えられています。

1日に摂取したいカルシウム量は750～800㎎

日本人の成人男女が、骨粗鬆症予防・改善のために摂取したいカルシウム量は1日750～800㎎です。

ところが平成27年度の「国民健康・栄養調査」によると、実際のカルシウム平均摂取量は、20才以上では1日509㎎。目標値にははるかに遠い状態です。どの年代でも不足気味で、ここ20年では全体的に摂取量が減る傾向にあるようです。

特に心配なのは、最もカルシウムを摂取して骨を丈夫にしてほしい20代が、一番カルシウムを摂っていないことです。

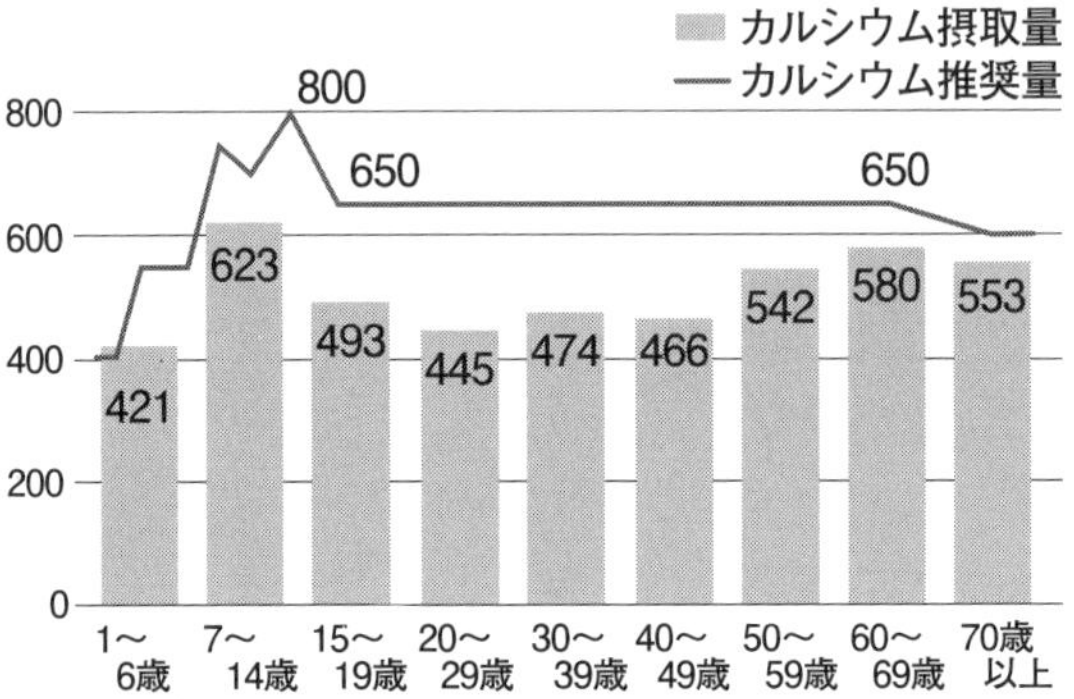

女性のカルシウム推奨量	
1〜2歳	400mg
3〜5歳	550mg
6〜7歳	550mg
8〜9歳	750mg
10〜11歳	700mg
12〜14歳	800mg
15〜17歳	650mg
18〜29歳	650mg
30〜39歳	650mg
40〜49歳	650mg
50〜69歳	650mg
70歳以上	600mg

この年代はヒトの一生の中で骨密度のピークを迎えます。20才くらいが骨量の最大量であり、それ以上には増えません。後は減るだけと言ってもいいので、この時期いかにカルシウムを蓄えるかが一生の骨を決定すると言っても過言ではありません。

国も、もう少し若い世代に向けてカルシウム摂取の重要性を知らせる活動をしてほしいと思います。

幼い子どもは成長のために。若い世代は骨密度の高い丈夫な骨を作るために。女性は妊娠出産、授乳などを果たしても骨がもろくならないように、特に閉経後の骨強度の低下に備えて。高齢者は骨折を防いで自立した生活をおくるために。つまりはあらゆる年代の人たちが毎日の食事でカルシウムを摂取し、しっかりと骨にカルシウムを蓄積していただきたいものです。

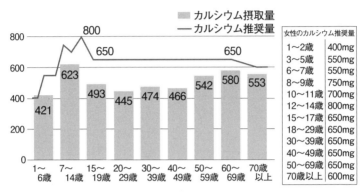

カルシウム豊富な食品を上手に組み合わせる

カルシウムが豊富な食品といえば「牛乳、小魚、海草」が有名ですが、他にも小松菜などの野菜、豆腐などの大豆製品にも多く含まれています。

中でも効率よく摂取できるのは乳製品で、コップ1杯の牛乳（200㎖）で、約200㎎のカルシウムが摂取できます。牛乳1杯で1日に必要なカルシウムの4分の1が補給できるのですから、牛乳嫌いでなければ毎日飲むようにするとよいでしょう。

大豆製品もすぐれたカルシウム食品です。木綿豆腐100gでカルシウム86㎎、厚揚げ100gでカルシウム240㎎、高野豆腐20g（1個）でカルシウム126㎎です。

海産物ではししゃも1尾20gでカルシウム72㎎ですので、3尾食べれば200㎎以上になります。しらす干しは10g（大さじ2杯）でカルシウム50㎎です。少量でもカルシウムはたっぷりです。

野菜の中ではカルシウムが豊富なことで知られる小松菜は100g（4分の1把）でカルシウム170㎎です。意外なのがカブの葉、100gでカルシウムが250㎎

含まれているので、捨ててはもったいない。

これらの食品を組み合わせて、例えば1日に牛乳コップ1杯200㎖、厚揚げ100g、ししゃも3尾、カブの葉100gを食べれば、カルシウムの総摂取量は900㎎弱。目標摂取量を楽々クリア出来ます。

ただしこれらは自宅で調理して食べなければならないので、外食が多い人は別の工夫が必要です。カルシウムの豊富な食材をある程度覚えておくか、リストを携帯するなどして、外食でもできるだけカルシウムの多い食品を食べるようにしたいものです。

加工食品はリンの過剰摂取になるので控えめに

カルシウムは骨ではリンと結びついてリン酸カルシウムの結晶になっています。しかし不足しがちなカルシウムとは違い、リンは意識して摂る必要はないとされています。

もちろんリンも大切なミネラルです。我々ヒトの体の成分の1％はリンが占めているので、なくては困ります。

しかしリンは食品添加物としてたくさんの加工食品に含まれているため、現代人は普通の食事をしているだけで摂りすぎだと考えられています。

例えばソーセージやハム、かまぼこなどは、粘着剤としてリンが使われています。ジュースなどの飲み物には色や香りの保持に、味噌、しょうゆなどには変色防止、他にも〝つや〟や〝コク〟を出すためなど様々な用途で使われています。食品添加物としてのリンは、成分表に、ポリリン酸、ピロリン酸、メタリン酸などと表示されています。

大変便利で使い勝手がよい物質ではありますが、摂りすぎはやはり問題です。リンは骨でカルシウムと結晶になるのですが、吸収される前にカルシウムとくっついてしまうと、カルシウムが腸管から吸収されにくくなります。カルシウムを充分摂取するためにも、加工食品を食べ過ぎないようにしましょう。

カルシウムの守護神ビタミンD

骨の成分の半分を占めるカルシウムは、実はあまり吸収されやすい栄養素ではありません。最も吸収率がよい乳製品でも50％程度、小魚が30％、野菜類が15％と考えられています（中でも乳製品のカルシウムが吸収されやすいのは、吸収を助ける乳糖、リジン、アルギニンなどのアミノ酸が一緒に含まれているから）。

そこで摂取していただきたいのがビタミンDです。

ビタミンDは、腸管でカルシウムの吸収を助けるだけでなく、腎臓で尿中にカルシウムが流れてしまうのを防ぐとされているので、常にカルシウムをサポートする守り神のような存在と言っていいでしょう。

カルシウムを上手に摂取して丈夫な骨を作るために、ビタミンDは欠かせません。ビタミンDを取り入れるには2つの方法があります。1つは普通に食事から摂取することです。ただしビタミンDが含まれる食品は、魚、卵、きのこくらいです。例えばサンマ、イワシ、ブリ、塩じゃけなど。きのこはきくらげや干しシイタケなどです。

もう1つのビタミンD摂取法は、日光浴です。このビタミンは紫外線に反応して体で生成されるため、ある程度は日光を浴びた方がいいのです。時間は晴天の日で15分~30分程度とされているので、紫外線の害を気にするほどの時間ではありません。買い物に出かけるとかベランダで洗濯物を干すとか、その程度で充分です。

日光浴でビタミンDが生成されるのは食品も同じです。魚の干物や干しシイタケは、日光を浴びることでビタミンDが増えています。特に干しシイタケのビタミンDは、生のシイタケの10倍です。舞茸やしめじ、えのきだけなども、日光に干すことでビタミンDが何倍にも増えるのでおすすめです。

納豆消費量で骨折頻度が変わる？　ビタミンKの力

カルシウムの吸収を助け、排出を防いでいるのがビタミンDなら、カルシウムを骨に取り込んで石灰化を助けているのがビタミンKです。推奨摂取量は、男女ともに成人は150μgです。

ビタミンKにはK_1とK_2があり、K_1は小松菜やブロッコリーなどの緑黄色野菜、K_2は納豆が豊富です。納豆1パック50gでビタミンK_2は400μgも含まれています。1日の推奨量をはるかに超えてしまいますが、多すぎても水溶性なので特に問題はありません。

ビタミンKがいかに骨にとって大切かを示す大変面白いデータがあります。それは日本全国における納豆消費量と　骨粗鬆症で起こりやすくなる大腿骨骨折の発生数の関係を調べたものです。

骨折の発生は関西や九州、沖縄などに多く「西高東低」。北海道や東北地方で低くなっています。一方納豆消費量は「東高西低」、つまり北海道や東北が多く、関西以西は低くなっています（骨粗鬆症財団や近畿大などの研究グループによる）。

このことからビタミンKの豊富な納豆をたくさん食べていると、骨が丈夫になって骨折しにくい、と考えられているわけです。

納豆はあらゆる食品の中でダントツにビタミンKが多く、かつ食べた後も腸内で納豆菌がビタミンKを生産し続けます。やはり納豆は、骨にとってきわめて有用な食品だといえそうです。

ただしビタミンKには傷を治すためなどで血液を固める作用があるので、血液をさらさらにして血栓を出来にくくするワルファリン（ビタミンK拮抗薬）などの薬の働きを弱めてしまいます。これらの薬を使っている人は、基本的に納豆は食べないよう指示があるので、他の食品で補うことになります。

骨の成分の20％はタンパク質（Ⅰ型コラーゲン）

骨の成分の20％はタンパク質です。骨を建物にたとえると鉄骨部分、架橋を形成しているのはタンパク質ということになります。タンパク質の中でもⅠ型コラーゲンというタイプで、皮膚の成分と同じです。

タンパク質は肉、魚、卵、乳製品、大豆製品などに多く、日本人はおしなべて不足はないとされています。

ただ高齢者の中には加齢に伴って食事量が減り、低栄養になっている人が少なくないようです。糖尿病など生活習慣病への不安があって「太らないようにしよう」と少食になる傾向があるためです。

けれどもタンパク質の多い食品はおおむね肥満の心配はないので、骨粗鬆症による骨折を防ぐためにも、意識して食べるようにしたいものです。

若い女性も同様に低栄養の問題が指摘されています。太りたくないからと食事量を減らすと、タンパク質不足に陥りがちです。骨は若い頃からの栄養摂取と運動の積み重ねで出来上がるので、若い頃こそしっかりタンパク質は食べていただきたいものです。

またタンパク質は筋肉にとっても大切な栄養素です。骨折を防ぐには筋肉も重要です。しっかりした筋力を維持するためにもタンパク質は欠かせません。毎食、卵、魚、肉のいずれかは主菜として食べることを心がけましょう。

骨が放つ最強の若返り物質 オステオカルシン

最近の研究で、骨は体全体に向けて様々なメッセージ物質を放出して健康のバランスをとる働きをしていることがわかってきました。その1つが骨芽細胞が放出しているタンパク質の一種オステオカルシンです。

この物質は骨芽細胞から放出されると、まずは破骨細胞が溶かして出来たくぼみに沈着して骨を形成します。

それだけでなく、血液に乗って全身の様々な組織に到達し、ホルモンのような働きをします。例えば脳に到達すると、記憶を担う海馬の神経細胞を活発にし、記憶力を高めてくれます。最近、物忘れがひどくなったという高齢者の方は、脳の老化による物忘れではなく、骨の働きが鈍ったことから記憶力の促進がうまくいかなくなっているのかもしれません。

また筋肉ではその量を増やし、脂肪組織では脂肪細胞を小さくして肥満を抑制し、インスリンの分泌を促進したり、男性ホルモンのテストステロンの分泌をよくするなど八面六臂の働きをしていることがわかってきました。

オステオカルシンは骨中にはわずか0・4%しか存在しないものの、その働きは以上のように多彩で、最近は若返りホルモンとも言われています。

何才になっても若々しくありたい現代人にとって、骨代謝を活発にして衰えた機能を回復させるオステオカルシンは最強の若返り物質です。

免疫力を高めるタンパク質オステオポンチン

骨芽細胞が分泌するタンパク質で、オステオカルシンと並んで注目されているのがオステオポンチンです。このタンパク質は、骨髄に存在する造血幹細胞の働きを若く保っていることがわかってきました。

造血幹細胞は、白血球(免疫細胞)や赤血球のもとになる細胞です。骨髄も加齢によって老化するので、そこで作られる造血幹細胞や、分化した免疫細胞も次第に減っていきます。オステオポンチンはそうした老化を防ぐ働きがあることから、免疫力を維持する強力な助っ人であると考えられています。

ただしオステオポンチンは、常に有用なタンパク質というわけではないようです。このタンパク質は骨芽細胞だけでなく様々な細胞から分泌されており、場所と状況によっては慢性的な炎症を招いて老化に加担することもあるようです。

しかし骨芽細胞が分泌するオステオポンチンは、そうしたマイナスの働きではなく、免疫細胞を増やし、病原体に対する抵抗力を高めると考えられています。

このように我々の体の骨は、単に体を支える構造物なのではなく、心身の若さを支える重要な働きを持っているわけです。アンチエイジングのためにも、骨を作る栄養であるカルシウムとタンパク質は積極的に摂取することが望ましいと言えるでしょう。

カルシウムに次ぐミネラル・マグネシウム

骨にとって必要な栄養素は他にもあります。

例えばカルシウムに次いで重要なミネラルのマグネシウム。このミネラルは体全体の酵素の働きを助けたり、カルシウムと拮抗して体温や血圧を調整するなど重要な働きをしています。

マグネシウムとカルシウムは化学的に性質が似ていて、生体内では補い合ったり、拮抗したりしながら体の機能を円滑に動かしています。量的にはカルシウムの方が圧倒的に多いですが、どちらが不足しても一方がうまく働けなくなる密接な関係にあります。

マグネシウムが豊富な食品は、納豆や豆腐などの大豆製品、いわし、しらす、昆布などの海産物、アーモンド、カシューナッツ、ピーナッツなどのナッツ類などです。

ここでも納豆はすぐれた食品であることがわかります。

カルシウムとマグネシウムは２対１で摂取するとよいとされています。ただこの２

つの栄養素が含まれる食品は共通したものが多いので、神経質に考えず大豆製品、小魚、海草など色々なものを多種類食べるとよいでしょう。

要注意の嗜好品　お酒やコーヒーとの付き合い方

骨粗鬆症の予防や回復にとって、必ずしも好ましくないものもあります。それはお酒やコーヒー、タバコなどの嗜好品です。

まずお酒。その成分であるアルコールは、飲む人と飲む量にもよりますが、骨にとってはあまり好ましくないと言っていいでしょう。

アルコールには利尿作用があるので、排尿回数が増えると尿と一緒にカルシウムの排出量が増えてしまいます。またアルコールは腸内でカルシウムの吸収を妨げてしまいます。

また日本人にはお酒を飲むと赤くなる人が多いのですが、こうした人はそもそもアルコール分解酵素が不足しており、アルコールが有害なアセトアルデヒドに変わって血管を拡張させているのです。この物質は骨にとってもかなり有害で、骨に沈着し、骨芽細胞の働きを妨げます。

従って骨粗鬆症の予防や改善を考えた場合、お酒は控えめにした方がいいでしょう。コーヒーも、アルコールほどではありませんが、利尿作用に注意しましょう。コーヒーを飲みすぎると多尿となってカルシウムが多く排出されてしまいます。飲みすぎには注意しましょう。

ナトリウム（塩）も要注意です。塩分を多く摂ると、やはりカルシウムの排出が多くなります。日本人は塩分を摂りすぎる傾向があります。血圧や心疾患など生活習慣病の観点からも塩分は控えめに。日本人の塩分摂取目標は、男性が９g以下、女性が７・５g以下です。

カルシウムの項でご説明した通り、リンの過剰摂取も骨にとって問題です。リンが食品添加物として含まれている加工食品、スナック菓子などは控えめにしましょう。

タバコは骨密度を低下させ、骨折のリスクを高める

嗜好品の中でもタバコは特に骨にとって有害であり、骨粗鬆症の有力な因子と考えられています。

タバコの成分であるニコチンやタールは血管を収縮させ、骨への栄養補給を妨げます。これらの成分は腸管でのカルシウムの吸収や骨の形成を妨げ、かつ破骨細胞の働きには影響しないため、骨吸収が進んでしまいます。

ある調査では、喫煙者はあらゆる年代で、非喫煙者と比べて、男性は10%～20%、女性は15%～30%骨密度が低かったと報告されています。この差によって喫煙者は、非喫煙者より何倍も骨折しやすいとされています。

タバコはがんをはじめとしたあらゆる生活習慣病の要因であり、骨粗鬆症においても例外なく有害だといえそうです。

運動療法

衝撃が骨を強くする

負荷をかけると骨芽細胞が新しい骨を作る

骨粗鬆症の予防や改善にとって運動はとても大切です。運動には、筋力をつけて転倒しにくくするだけでなく、骨密度を高め、骨そのものを丈夫にする効果があるからです。

最近の研究で、骨は、運動による負荷の程度によって骨代謝を行っていることがわかってきました。

よく運動し、骨に衝撃が加わると骨芽細胞が刺激され、せっせと新しい骨が作られます。運動が骨形成を促進するのです。逆に、全く運動をせず、骨にほとんど衝撃が加わらないと、骨は新たな骨を作ろうとしなくなってしまいます。

それだけではありません。骨芽細胞が働かなくても破骨細胞は古い骨を溶かしてしまう（骨吸収）ので、骨は減る一方です。運動をしないというだけで、骨は新しい骨をあまり作らなくなり、次第にスカスカになって骨密度が低下してしまうのです。

また骨にとってはどんな運動でもよいというわけではなく、骨に衝撃のかかるタイプ、歩いたり走ったりジャンプしたりといった足裏から衝撃が骨に伝わる方法が、特に効果的であることがわかってきました。例えば水泳や自転車こぎなどより、歩いたり走ったりする運動の方が骨の形成にとっては効果的だということになります。

宇宙飛行士は骨粗鬆症になる？

多少余談になりますが、骨粗鬆症に関する興味深いエピソードをご紹介しましょう。いずれは一般的な職業になる日も近い宇宙飛行士の話です。

今日、宇宙飛行士はロケットで地球と宇宙を往復するというより、地球の軌道上の宇宙ステーションで研究や作業を行うのが仕事です。その期間は今日、数か月に及びます。その間の生活空間は無重力です。

無重力状態で長い時間をすごすと、人間の体には大きな変化が起こります。特徴的なのは骨粗鬆症です。無重力では誰もが驚くべき速さで骨が溶け、骨密度が低下していきます。その進行は地球上の骨粗鬆症患者の10倍と言われています。筋肉も萎縮します。地球上で寝ている状態の2倍の速さで筋肉が縮んでいきます。

さらにこわいのは尿路結石です。無重力状態で骨から溶け出したカルシウムは、地球の重力下ではたちまち尿路内で結石になってしまいます。全ての宇宙飛行士に起こることではありませんが、帰還したとたん背中の激痛に見舞われる人は少なくないようです。

よく宇宙から帰還した飛行士が、地球上では立ち上がることも出来ず、周囲の人に抱えられて移動する様子がテレビで放映されます。あれは筋力の低下だけでなく、骨粗鬆症や結石が原因だったのかもしれません。

世界の注目を集め華々しく活躍する宇宙飛行士の体では、猛スピードで老化が進んでいるのです。

２００９年、約4か月間の宇宙ステーション滞在をなしとげた若田光一さんは、この無重力空間での骨粗鬆症研究に参加。骨粗鬆症薬を飲み、骨に効果的な運動を行って骨粗鬆症予防効果を確かめました。

結果は大成功で、若田さんは4か月間という長期滞在にもかかわらず骨量は減らず、結石にも見舞われずに帰還しています。

このことから骨の健康、特に骨代謝にとって、運動以前に地球の重力の存在が非常に重要な要素であることがあらためて確かめられました。

二足歩行の人類は、常に1Gという地球の重力下で生命活動を成り立たせてきました。そうして運動、特に足裏からの衝撃を合図のようにして骨代謝を活発にし、健康を維持しているのです。

骨に衝撃を与えて骨密度を上げる運動

骨密度を高めて骨粗鬆症を予防、改善するためには、骨に衝撃を与える運動が最も効果的です。例えばジャンプ。単純にピョンピョン跳ねるだけで、骨には体重の6倍の衝撃がかかっています。単純に歩くだけでも体重の2倍、走るときには、スピードにもよりますが、10倍もの衝撃が加わります。

足腰がしっかりしていて運動能力に自信のある人は、ジャンプの動作が入る運動がおすすめです。例えばエアロビクスやヒップホップダンス、ジョギングなど。週に1～2回、継続して行うことで骨密度も上がりますし、運動量が多いと筋肉や肺活量も増えます。

あまり激しい運動は出来ないという人は、ウォーキングや階段の上り下り、軽いジャンプの入る体操などがよいでしょう。

既に骨粗鬆症の人、その予備軍、あるいは骨密度には問題がなくても高齢者の場合、ジャンプなどの激しい運動は、腰や膝を傷めたり、圧迫骨折、転倒などの可能性があるのでおすすめ出来ません。

そうした人には、これからご紹介する「片足立ち」「かかと落し」「足踏み」などの運動がおすすめです。天候に関係なく、室内で、普段着でいつでも出来ます。

立って行うことが難しい場合は、椅子で体を支えたり座ったりして行うことが出来るので、転倒や骨折の心配がありません。

もちろんこうした運動の前には、骨粗鬆症の検査を受けて、ご自身の骨の状態を確認してから行うことが原則となります。骨密度がわかっていれば運動による効果もはっきりしますし、やりがいも出てきます。

骨粗鬆症、あるいはその予備軍という人は、医師と相談して治療の一環として運動療法を行うとよいでしょう。

カンタン、おすすめ運動

①片足立ち（1日3回）

背筋を伸ばしてまっすぐに立ち、片足を数センチ持ち上げ、1分間静止します。両手を上げてバランスをとってもOK。軸足を変えて反対側の足でも1分静止します。左右の足で3回繰り返します。大腿骨の強化に効果的です。

ふらついたり転倒のおそれのある人は、壁や机などで軽く体を支えて行います。

簡単そうですが、やってみると静止するのが意外に難しく、腹筋やお尻の筋肉も

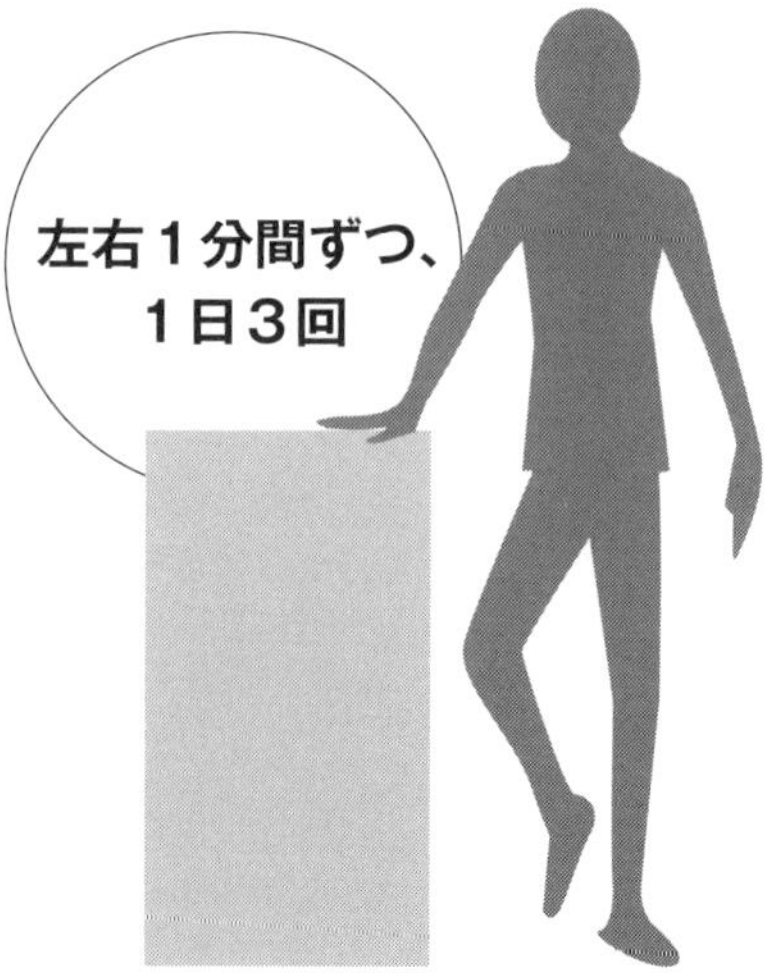

しっかり使います。

②かかと上げ下ろし（1日3回）

背すじを伸ばしてまっすぐに立ち、両足を肩幅くらいに開きます。両足のかかとを同時に持ち上げ、ストンと下ろします。足から腰にかけての骨に衝撃を加える運動です。

20回くりかえし、少し休んで3回行います。これもふらつきや転倒のおそれのある人は、壁や椅子などで体を支えて行ってもよいです。

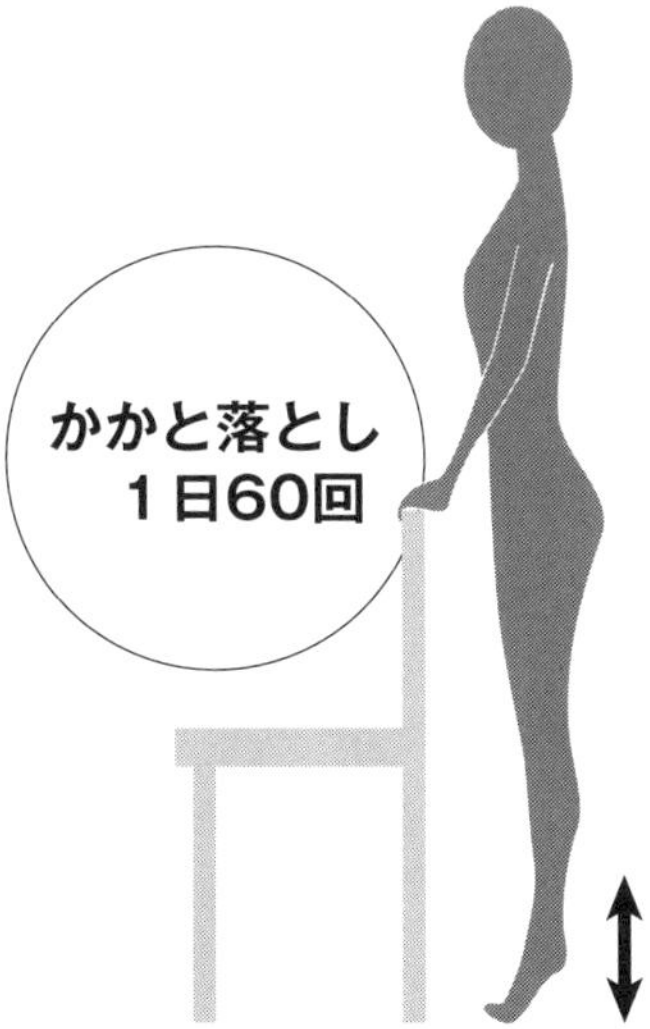

③足踏み（1日3分）

背すじを伸ばしてまっすぐに立ち、両手を振りながら足踏みをします。腹筋に力を入れ、重心がふらつかないように。足が地面に着くときにしっかりと踏みしめ、足裏から衝撃を感じながら行うのがコツです。ゆっくり3分程度続けます。歌を歌いながら、あるいは音楽に合わせて行うとペースがつかみやすいです。

ふらつきや転倒のおそれ、足腰に痛みのある人は、椅子に座って行ってもよいです。

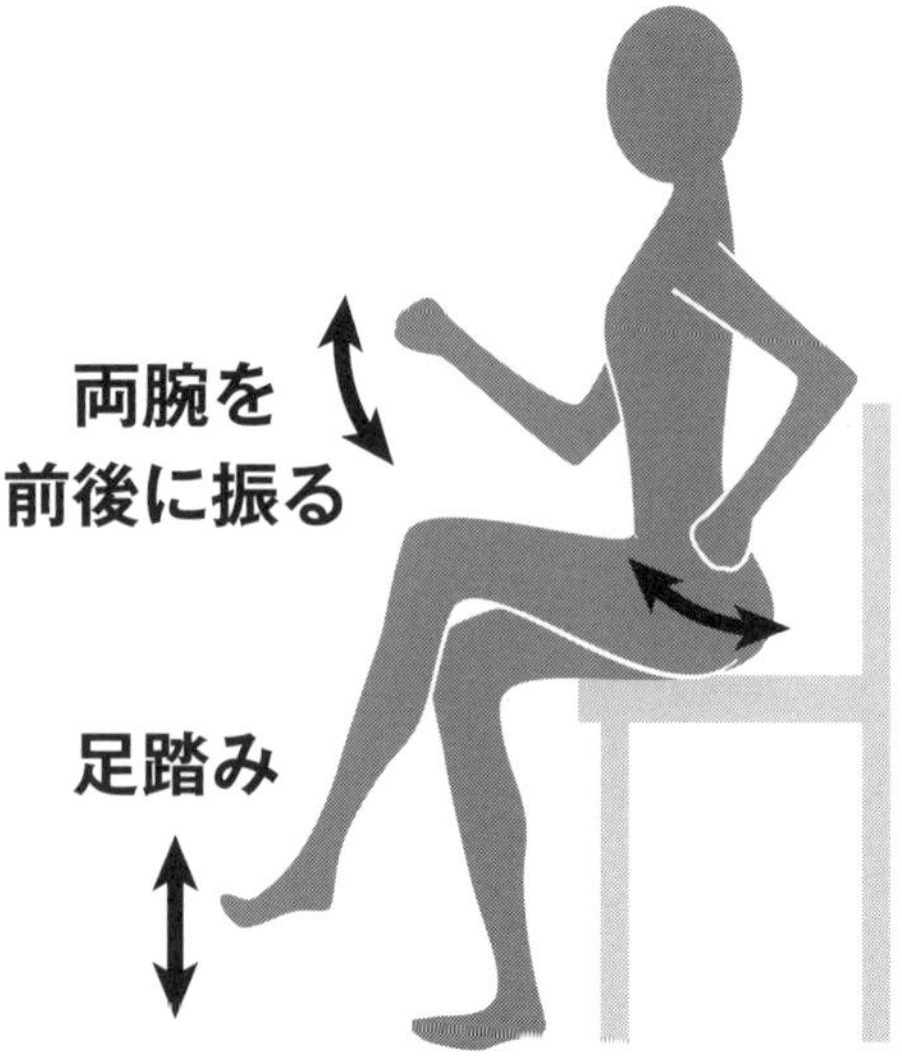

④ウォーキング

ウォーキングは、健康効果という点では万能の運動と言っていいでしょう。生活習慣病の予防や改善全般に役立ちます。

骨粗鬆症においても同様で、歩くことで両足に衝撃がかかります。かかる衝撃は1歩ごとに体重の2倍と言われています。確実に骨密度の向上につながる運動と言っていいでしょう。ウォーキングの強度やふさわしい時間は人によって全く違います。以前「1日1万歩」が理想と言われていた時代がありますが、1万歩歩くには1時間以上必要なので、骨粗鬆症予防にはハードすぎます。

やはり骨粗鬆症の検査結果を医師や理学療法士などの専門家と相談し、適正なレベルのウォーキングを行うといいでしょう。

歩くだけであれば室内でも出来ますが、外を歩くことで日光浴にもなります。日光浴はビタミンDを生成するために必要なので、悪天候でない限り外を歩くことがおすすめです。散歩や買い物で外出して歩く機会を増やすことも有効です。

水泳や水中ウォーキングなどの水中運動で筋力をつける

既に述べましたが、骨粗鬆症と診断されている人やその予備軍、あるいは高齢者は、室内でできる「片足立ち」「かかと落し」「足踏み」などの運動が安全でおすすめです。ほかにも、もし近くに施設があれば、水泳や水中ウォーキングなどの水中運動もよいでしょう。

先ほど「水泳や自転車こぎよりジョギング～」と述べたことと矛盾しますが、負荷のかかる運動が負担になる人もいます。水中運動は重力の負荷が減りますが、全身の筋肉を強くし、転倒を防ぐ体作りに役立ちます。腰痛やひざ痛など関節に痛みのある人も、水に入るだけで痛みが軽くなり、体が楽に動かせるようになります。

例えば水泳は、有酸素運動と筋肉トレーニングの両方ができる運動です。有酸素運動は心肺機能を高め、脂肪燃焼効果、リラックス効果も得られます。水の抵抗は筋肉にとって大きな負荷になり、泳ぐことで全身の筋力が鍛えられます。

泳ぐほどの体力がないという人は水中ウォーキングがおすすめです。最近のスポーツ施設のプールには、必ずと言っていい程ウォーキング用のコースが設けられており、たくさんの人が歩いています。

市町村が市民向けに実施している健康対策の中にも、プールで行う運動イベントが少なからずあるものです。水中ウォーキングだけでなく水中エアロビクスや水中ヨガなど、ユニークで楽しいものがたくさんあります。

寝たきりを防ぎ、自立した生活を続けるために

骨粗鬆症の予防・改善というと、骨を強くする運動が挙げられます。骨強度を高めて転倒しても骨折しない体を作ることです。ひいては寝たきりにならないこと、介護のいらない自立した生活を維持することです。

そのためには骨だけでなく筋力も大切です。運動は骨だけでなく筋力をつけるために行うものです。

ただし難しいのは運動そのものより、運動を続けることです。5分程度でいいとしても、毎日、何年も継続して運動するのはなかなか難しいものです。

継続して運動するためには、その運動が楽しいことが一番です。まず自身が「楽しく続けられる」ものをみつけること。そうして家族や友人、サークルなど、一緒に運動する仲間がいるとなおいいでしょう。

高齢者の場合、デーサービスや自治体主催のスポーツイベントに参加すると、同年代の仲間が出来て楽しく続けることが出来るでしょう。

ロコモティブ・シンドロームと骨粗鬆症

最近、よく耳にするようになったロコモティブ・シンドロームという言葉があります。英語でlocomotive syndrome、運動器症候群です。

運動器とは骨や関節、筋肉のことであり、運動するために使う体の臓器、組織が含まれます。病気としては変形性関節症、変形性脊椎症、脊柱管狭窄症など骨に関わるもの全般、もちろん骨粗鬆症もその1つです。

骨粗鬆症などを含むロコモティブ・シンドロームは、寝たきりや要介護の最大原因であり、高齢化が進行する我が国では深刻な問題になっています。

日本は世界一の長寿国ですが、単に長い寿命を喜ぶのではなく、健康で自立した生活をおくる健康寿命であることが大切です。そのためには骨粗鬆症などのロコモティブ・シンドロームの予防・改善が必要になります。

本書で述べている骨粗鬆症の予防や改善の方法は、ほぼそのままロコモティブ・シンドローム対策と言っても過言ではありません。

骨の健康のためには骨代謝を考えた栄養補給・食事が大切。骨の健康には骨に衝撃がかかる運動が有効。筋肉を鍛えて骨の負担を防ぐなど、いずれもロコモティブ・シンドロームの予防や改善につながります。

ここで日本整形外科学会が作ったロコモティブ・シンドロームに気づくための「ロコ・チェック」をご紹介しておきます。

1、片脚立ちで靴下がはけない
2、家の中でつまずいたりすべったりする
3、階段を上るのに手すりが必要である
4、家のやや重い仕事（掃除機がけ、布団の上げ下ろしなど）が困難である
5、2kg（1ℓの牛乳パック2個程度）の買い物をして持ち帰るのが困難である
6、15分くらい続けて歩くことができない
7、横断歩道を青信号で渡り切れない

以上7つのうち、1つでも当てはまればロコモティブ・シンドロームの心配があります。本書でご紹介した食事療法や運動療法を生活に取り入れて、自由に動く健康な体の維持と改善にはげみましょう。

サプリメント

副作用なく効率よく骨を丈夫に

食物（栄養）と医薬品の中間的な働きを持つサプリメント

ここまで骨粗鬆症の薬物療法や食事療法、運動療法をご紹介しましたが、もう1つ、こうした方法を補うサプリメントをつけ加えたいと思います。

サプリメントは、食事（栄養）療法と薬物療法の中間的な存在だと言えます。医食同源という言葉があるように、食物と薬には共通項があります。健康な体を作る栄養成分も、病気を治し健康を取り戻す薬も、生命を維持し天寿を全うするためにあります。源は同じです。

ただし食物の栄養だけで病気を治すのは難しく、かといって薬には副作用がつきものです。そこで食物、あるいは天然物質の中の薬理成分を取り出して加工したのが健康補助食品やサプリメントだと思います。

骨粗鬆症に関しても、食事療法だけでは回復は難しく、かといって薬物療法の副作用はごめん被りたい、という人には、その中間的なサプリメントはとても有用な存在になります。

また、出来ればあまり強い薬は使いたくない人、薬の副作用でつらい思いをした人なども、よいサプリメントがあれば使いたいと考えています。

実際に骨粗鬆症の薬は、すぐれた効果を持つ反面、意外に副作用が多いのです。それでも次々と新しい薬、強い薬が登場しており、効果ばかりが注目され、副作用が問題視される間がないといった状況です。

実際にすぐれたサプリメントは、通常の医学治療がうまくいかない人にとって大きな助けになります。もちろん骨粗鬆症予備軍、あるいは骨の健康に不安がある人にとっても、骨の強度を高めるサプリメントはとても心強い味方になります。

本書で紹介するプロテタイトは、そうした人々にうってつけのサプリメントだと言っていいでしょう。

栄養補給をはるかに超えるサプリメントが存在する

骨を強くするサプリメントは既にたくさん存在します。サプリメントとまでいかなくても、「骨を強くする」「骨の健康によい」などと謳う栄養食品は山のようにあります。特にヨーグルトなどの乳製品、キャンディやチョコレートなどのお菓子類に多いようです。

こうした食品、サプリメントの製造販売元は、有名な製薬会社や食品メーカーなどがズラリと顔を並べており、いかにも健康によさそうな宣伝を繰り返しています。

こうしたものを使ったことがあるという人は、おそらくたくさんいることでしょう。けれどもその結果はどうだったでしょうか。本当にそうしたもので「骨密度が増えた」「骨質が改善した」という人がいるのでしょうか。実際は「効いているのか、効いていないのかわからない」というものなのではないでしょうか。

それらは確かに骨の栄養分にはなるでしょうが、骨密度を上げ、骨質を高めるといった具体的な実効性には欠けるのかもしれません。

そのため「サプリメントなんて役に立つの？」「栄養剤に毛の生えたようなものじゃないの？」と考える方もおられるでしょう。

ところが最近はサプリメントの世界も様変わりしています。中には医学、薬学の専門家が研究開発し、科学的な検証が繰り返し行われたものが登場しています。

本書で紹介するプロテタイトというサプリメントは、まさしく医学、薬学の専門家による研究開発によって誕生したもので、栄養食品をはるかに超えるクオリティです。

骨密度と骨質の両方に効く

骨粗鬆症の予防と改善によいものといっても、既存のサプリメントでは、やはりターゲットになっているのは骨密度です。骨密度は、カルシウムなどのミネラル成分の比率です。

しかしここまでご説明してきたように、骨の強度は骨密度と骨質の両方が大切です。

以前は「骨質」という要素があまり考慮されていなかったために、骨密度が充分なのに骨折する人が多いことが疑問視されていました。

骨質の重要性がわかってきたのは最近のことであり、まだあまり周知されていません。そのため骨密度と骨質の両方に働きかける物質やサプリメントは、今のところ見当たらないのが現状です。

プロテタイトは、骨強度＝骨密度＋骨質という概念を反映し、骨密度と骨質の両方に働きかけるユニークなサプリメントです。

臨床試験で多くの女性の骨強度を高めることを確認

骨粗鬆症のサプリメントにはたくさんの種類があり、どれがいいのかわからない、という人が多いと思います。

自分が求めるサプリメントを選ぶには、やはりそのサプリメントの研究開発の中身に注目していただきたいと思います。特に注目していただきたいのはヒトに対する臨床試験の結果です。

次章で紹介しますが、プロテタイトは骨粗鬆症のリスクの最も高い年代の女性達の骨密度、骨質を見事に高めています。骨粗鬆症のサプリメントとしては、異色の効能を発揮していると言っても過言ではありません。

次章からは、骨粗鬆症に関してすぐれた結果を出しているプロテタイトの科学的な研究についてご紹介していきます。

第4章

なぜプロテタイトが骨粗鬆症《こつそしょうしょう》を改善するのか

ヒトの骨の成分比はカルシウム（ミネラル）70%、コラーゲン20%

少し前まで骨粗鬆症は「骨密度が低下して骨がスカスカになり、ちょっとした転倒などで骨折しやすい病気」と考えられてきました。問題となるのは骨密度のみだったわけです。

骨密度といえばカルシウム。かつてはそう考えられ、カルシウム剤やカルシウムのサプリメントが治療や予防対策としてさかんに使われていたものです。

ところが第2章でも述べた通り、医療現場では、骨密度は充分なのに骨折する人は意外に多いことが疑問視されていました。骨の強さ、逆に骨折しやすい骨のもろさは骨密度だけの問題ではなかったのです。

今日研究が進み、骨の強さは骨密度だけでなく骨質が重要であること、骨密度と骨質の2つを合わせて骨の強さ（骨強度）を考えなければならないことがわかってきました。

今日、骨粗鬆症は「骨密度、および骨質の低下により、骨強度が低下した全身性疾患である」と定義されています（２０００年、米国国立衛生研究所ＮＩＨのコンセンサス会議による）。骨強度、つまり骨の強さは骨密度70％、骨質30％で考えます。

ただし純粋な骨の成分ということになると少し違っています。ちょっとややこしいのですが、骨密度と骨質を成分で見ると、骨密度はカルシウムなどのミネラル、そして骨質はコラーゲンなどのタンパク質ということになります。成分比で言えばカルシウムなどのミネラルが70％、コラーゲンなどのタンパク質が20％、残りの10％は水分です。

今日、骨粗鬆症の予防・改善に有効なサプリメントとして、魚のウロコ由来のプロテタイトという物質が非常に注目されています。プロテタイトはその成分がヒトの骨に非常に近く、骨密度と骨質の両方に有用な物質であることが、これまでのサプリメントと全く違っているためです。

ヒトの骨の成分に近く骨密度、骨質両方の改善に有効

プロテタイトは、カルシウム、リン、マグネシウムなどのミネラルがコラーゲンに結合した状態になっています。

ヒトの骨（手足）とプロテタイトの成分を比べてみると次の通り、成分比がほぼ同じです。

▼ヒトの骨（手足）

70％ミネラル（リン酸カルシウム、マグネシウム他）
20％コラーゲン（I型コラーゲン、プロテオグリカン、オステオカルシン、成長因子他）
10％水分

▼プロテタイト

70％ミネラル（リン酸カルシウム、マグネシウム、ナトリウム他）
20％コラーゲン（Ⅰ型コラーゲン）
8％水分他

成分そのものも、成分の比率もヒトの骨とほぼ同じで親和性が高く、吸収されやすいことがわかります。結果、ヒトの骨の成分として利用されやすく、かつ骨密度と骨質の両方を強化し、骨強度を高めることが最大の特長です。

もう少し詳しく説明すると、プロテタイトは、Ⅰ型コラーゲン（タンパク質）に、カルシウム・リン・マグネシウム・ナトリウムなどのミネラル成分の結晶体が沈着結合した状態（コラーゲン含有ミネラル複合体）になっており、成分や成分比だけでなく、構造や状態がヒトの骨と非常によく似ているのです。

興味深いのはそれだけではありません。2万倍に拡大したプロテタイトとヒトの骨（骨折した箇所）の組織画像を比べてみると、この2つは構造や質感がよく似ている

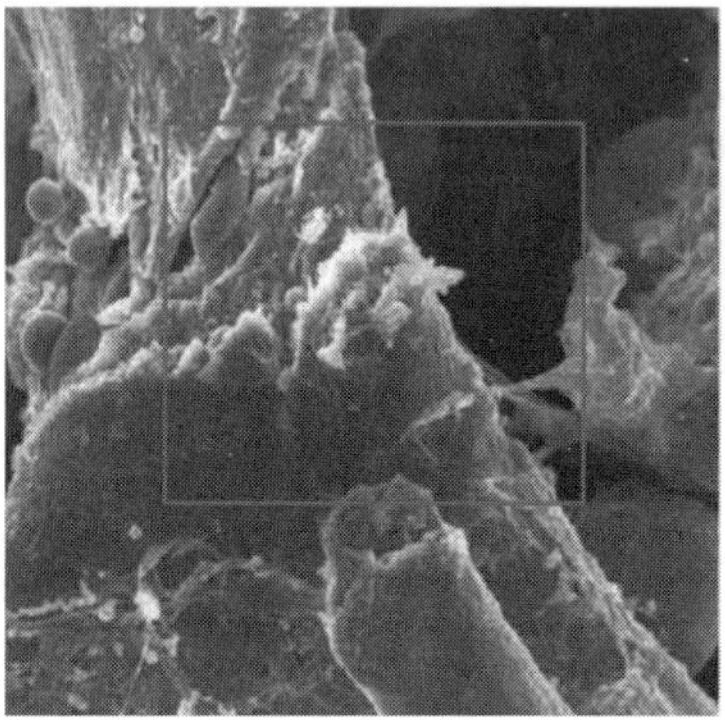

ヒトの骨

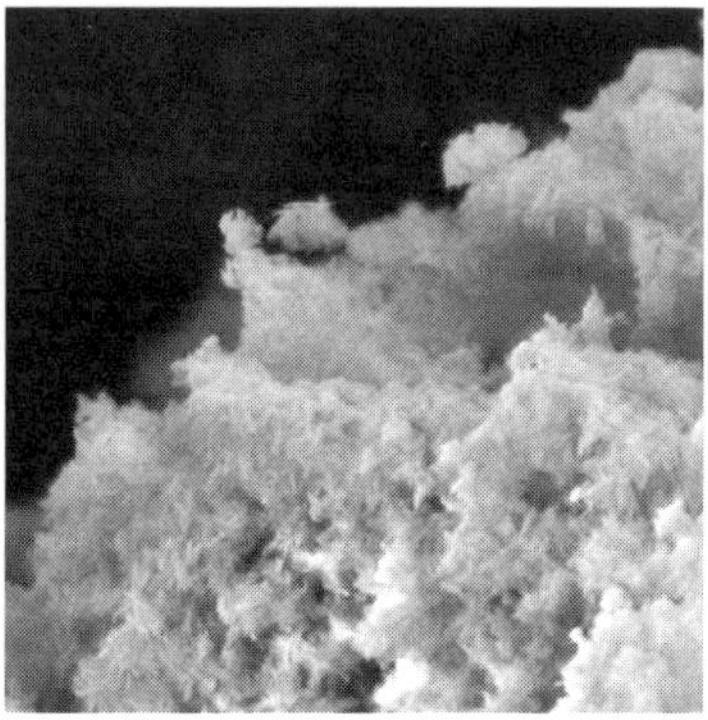

プロテタイト

ことがわかります。

単に見た目が似ているというのではなく、やはりプロテタイトが化学的、人工的なものではなく、生物由来（魚のウロコ）であり、後述しますがその役割もヒトの組織に非常によく似ているためと考えることが出来ます。

それでは既存の〝骨によい〟とされる栄養補助食品はどうでしょう。次に示すように、顕微鏡で拡大してみても、それらは、ヒトの骨とは明らかに異なる形状や質感であることがわかります。

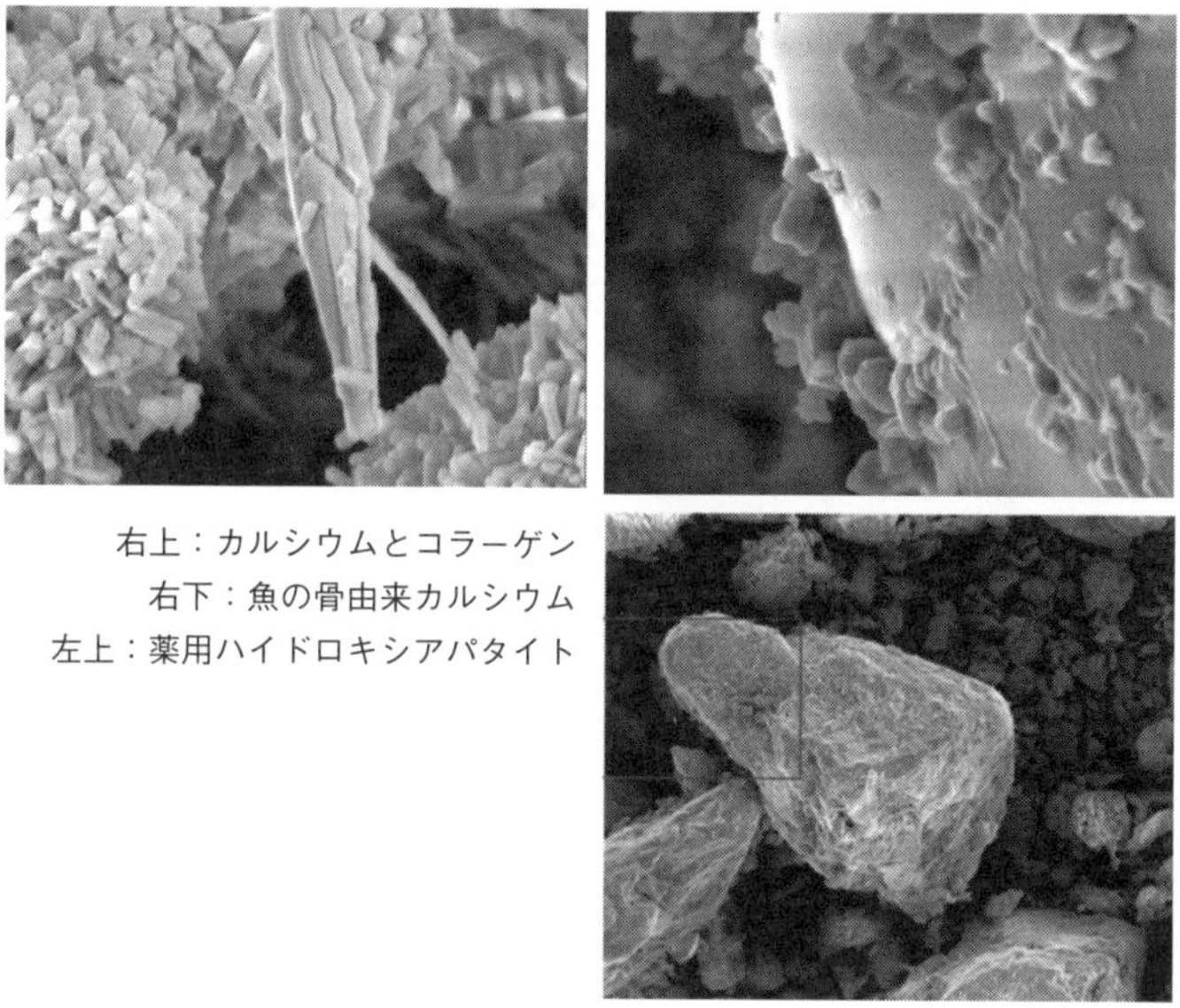

右上：カルシウムとコラーゲン
右下：魚の骨由来カルシウム
左上：薬用ハイドロキシアパタイト

比較対照物質

「炭酸カルシウムとコラーゲンの配合品」

球状に見えるコラーゲンと小石のようなカルシウム材が混在し、ヒトの骨やプロテタイトとは異質であることがわかる。

「魚の骨由来カルシウム（リン酸カルシウム）」

大きさのバラバラな大小の石が集まっている。これもヒトの骨やプロテタイトとはかなり異なる状態。

「薬用ハイドロキシアパタイト」

無機質で人工的な形状。ヒトの骨やプロテタイトとは異質。

動物実験

▼骨粗鬆症モデルマウスを用いたプロテタイトの「骨密度・骨質」改善効果

プロテタイトの骨密度改善への作用を見るため、実験用マウス雌10週齢（体重20g）60匹を使って次のような実験をしました。

60匹のマウスは10匹ずつ6群のグループに分け、1群は事前処置は何もしない正常マウス、残り5群は卵巣摘出した骨粗鬆症マウスとします。

それぞれの群に1群は飼料のみ、2群も飼料のみ、3群以下は飼料に加え骨粗鬆症薬のリセドロネート（ビスホスホネート製剤）、ビタミンK_2、カルシウム（ビタミンD_3配合）のサプリメント、プロテタイトを与えます。2か月間飼育した後、大腿骨を摘出し骨強度の改善効果について調べます。

検査方法は三次元的骨密度測定を行い、大腿骨骨端部と大腿骨骨幹部について比較します。

OVX Control と実験群の骨密度有意差比較

計測項目		OVX	Sham	リセドロネート	プロテタイト	ビタミンK_2	A社
骨端部	全骨密度 (mg/cm^3)		P<0.01	P<0.01			
	海綿骨密度 (mg/cm^3)		P<0.05	P<0.05			
	皮質骨密度 (mg/cm^3)		P<0.01		P<0.01		
	皮質骨断面積 (mm^2)		P<0.01	P<0.05	P<0.05		
	皮質骨厚 (mm)		P<0.01	P<0.05	P<0.05		
	骨膜周囲長 (mm)					P<0.05	
	骨強度指標 (mm^3)		P<0.05		P<0.01		
骨幹部	全骨密度 (mg/cm^3)		P<0.01				
	海綿骨密度 (mg/cm^3)		P<0.05		P<0.05	P<0.05	
	皮質骨密度 (mg/cm^3)		P<0.01		P<0.05		
	皮質骨断面積 (mm^2)		P<0.01	P<0.05			
	皮質骨厚 (mm)		P<0.01	P<0.05			
	骨膜周囲長 (mm)						
	骨強度指標 (mm^3)						P<0.05
有意差		0	11	6	6	2	1

※OVX：骨粗鬆症モデルマウス　Sham：正常マウス

結果は表の通りで、プロテタイトは骨端部で皮質骨密度、皮質骨断面積、皮質骨厚、骨強度指標が有意に上昇し、骨幹部では海綿骨密度、皮質骨密度において有意に数値の上昇を示し、骨粗鬆症治療薬であるリセドロネート（ビスホスホネート製剤）投与群と同じ6項目で骨密度改善効果を示しました。

▼プロテタイトによる骨密度（骨量）の上昇効果

次にこの実験における骨粗鬆症モデルマウスとプロテタイト摂取マウスの遠位骨端部と骨幹部の３次元画像を示します。白い部分が皮質骨、グレーの部分が海綿骨です。

プロテタイトを投与したマウスは、骨端部と骨幹部の両部位で皮質骨が全体的に大きく厚くなっており、骨密度が明らかに上昇していることがわかります。

遠位骨端部

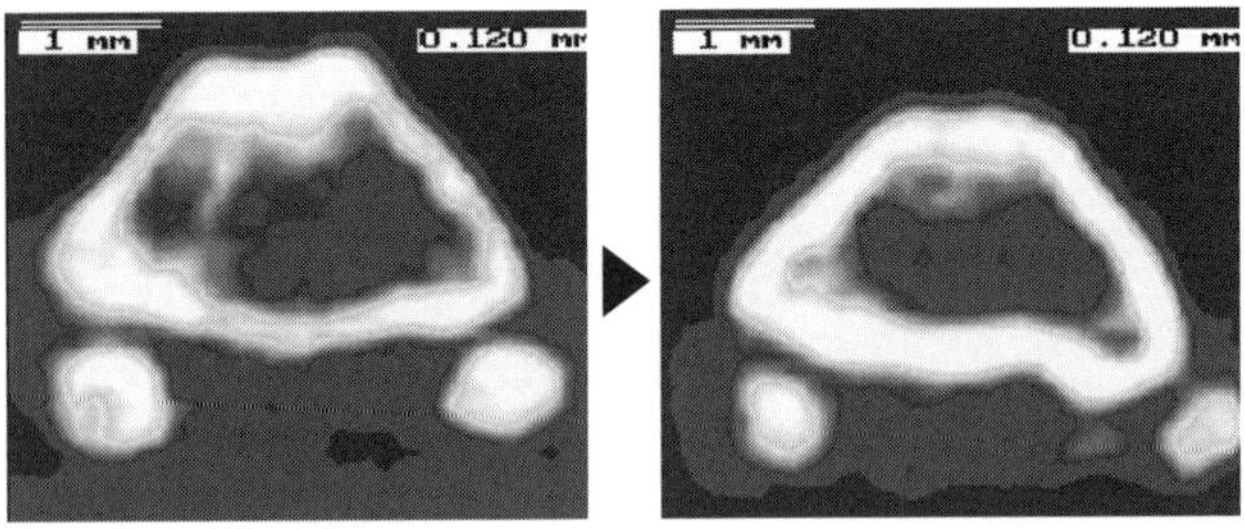

OVX Control（骨粗鬆症マウス）　　プロテタイト摂取２ヶ月後

骨幹部

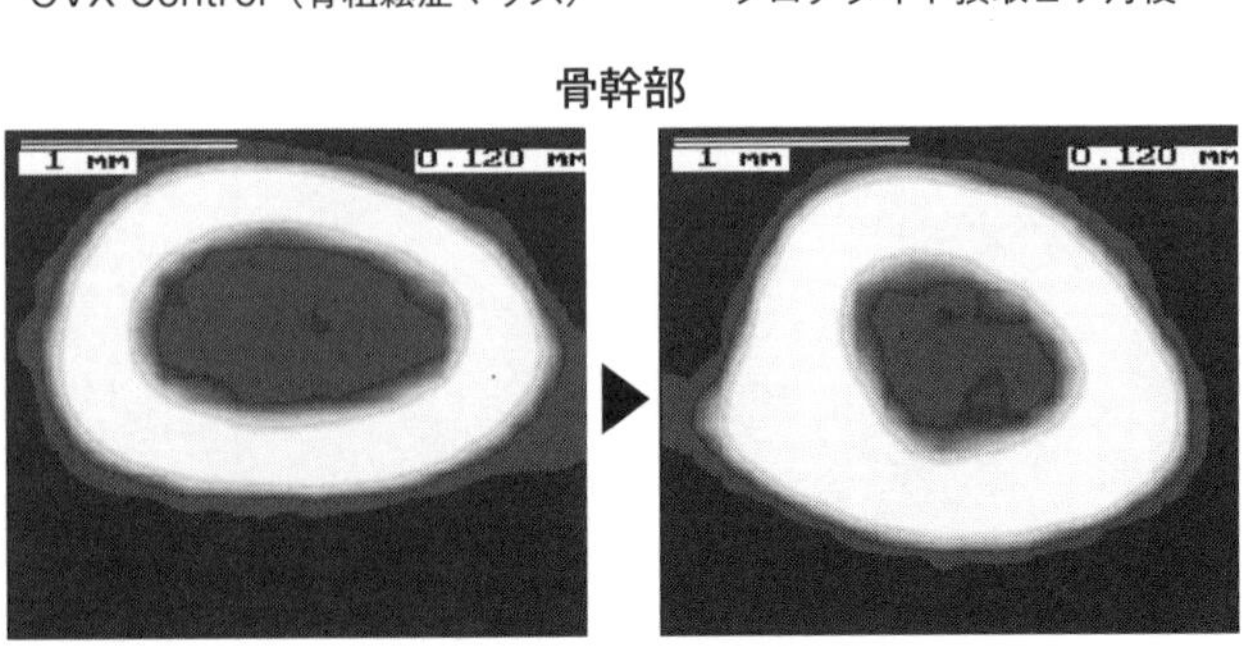

骨密度（骨量）上昇効果

▼プロテタイトによる骨質（骨梁）改善への作用

次にこの実験における骨粗鬆症モデルマウスとプロテタイト摂取マウスの骨質（骨梁）改善作用についてみてみます。

まず骨質（骨梁）は、骨密度とは異なり量が増えるだけで改善したとは言えません。骨質（骨梁）は、柱や梁などの構造がいかに緻密で整っているかによって判断します。

表を見るとわかるように、プロテタイトは骨粗鬆症マウスに対して8項目の優位な骨質（骨梁）改善効果を示しました。

一方カルシウムサプリメント（ビタミ

OVX Controlと実験群の骨質（骨梁構造）有意差比較

計測項目		OVX	Sham	リセドロネート	プロテタイト	ビタミンK$_2$	A社
BS/BV	骨表面積						
BV/TV	組織量（TV）当たりの骨量		P<0.01	P<0.01			
Tb.Th	骨梁幅						
Tb.N	骨梁数		P<0.01	P<0.01	P<0.05	P<0.05	
Tb.Sp	骨梁感隙		P<0.01	P<0.01	P<0.05	P<0.05	
Tb.Spac	骨梁中心距離		P<0.01	P<0.01	P<0.05	P<0.05	
D	複雑性			P<0.05			
TBPf	骨梁間距離				P<0.05		
SMI	骨梁形態					P<0.05	
V*m.space	骨髄腔体積		P<0.01	P<0.01			
V*tr	骨梁体積		P<0.05				
N.Nd	Nd個数						
N.Tm	Tm個数						
N.Ct	Ct個数		P<0.05	P<0.01			
N.Nd/TV	組織量（TV）当たりのNd数						
N.Tm/TV	組織量（TV）当たりのTm数						
N.Ct/TV	組織量（TV）当たりのCt数		P<0.05	P<0.01			
TSL	総骨格長		P<0.05	P<0.01	P<0.05		
NdNd/TSL	総長に対するNdNd長の割合						
CtNd/TSL	総長に対するCtNd長の割合						
CtCt/TSL	総長に対するCtCt長の割合						P<0.05
TmTm/TSL	総長に対するTmTm長の割合				P<0.01		
TSL/TV	組織量（TV）当たりの総骨格長		P<0.05	P<0.01	P<0.05		
NdNd/TV	組織量（TV）当たりのNdNd長						
CtNd/TV	組織量（TV）当たりのCtNd長		P<0.01	P<0.01	P<0.05		
CtCt/TV	組織量（TV）当たりのCtCt長						
TmTm/TV	組織量（TV）当たりのTmTm長			P<0.01			
有意差項目数		0	11	12	8	4	1

※OVX：骨粗鬆症モデルマウス　Sham：正常マウス

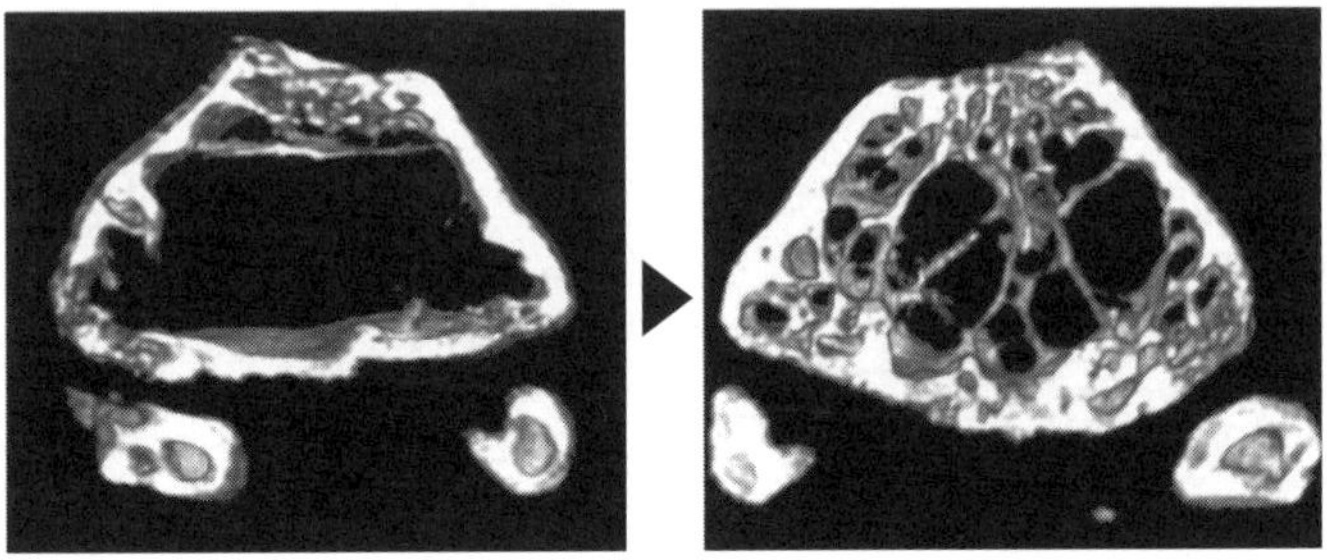

OVX Control（骨粗鬆症マウス）　　プロテタイト摂取２ヶ月後

ンD_3配合）、ビタミンK_2では、骨密度同様、骨質（骨梁）の改善効果は認められませんでした。

　また骨質（骨梁）の変化の三次元構造解析によると、画像に示すように、骨粗鬆症マウスは梁の数が激減し、スカスカになっているのがわかりますが、プロテタイトを与えた方のマウスは、梁の本数が増えて密になり、骨質（骨梁構造）が改善されている様子がわかります。

　以上のことからプロテタイトは骨密度（骨量）の上昇と骨質（骨梁）の改善の両方に効果があり、この2つの要素によって骨強度を高めることがわかりました。

ヒトに対する臨床試験でも有効性を確認

▼プロテタイトによる骨密度、骨質改善効果

【骨密度】

プロテタイトがヒトの骨密度や骨質にどのような作用があるかを調べる臨床試験が行われているのでご紹介しましょう。試験を実施したのは神奈川歯科大学放射線学分野内 骨構造解析研究所です。

この試験に参加したのは48才から74才の女性30名(平均年齢59・5才±9・2才)。カルシウムサプリメント摂取未経験者のみです。WHOの調査では、骨密度が1年に平均して2~3%減少する年齢層です。

この30名にプロテタイトのサプリメントを毎日7粒(1・68g)、夕食後に摂取してもらい、骨密度、骨質がどのように変化するかを調べました。実施期間は1年間です。

プロテタイト摂取中及び摂取終了後にも参加者の診療情報を収集し、骨密度及び骨

被験者30名の大腿骨密度平均値推移グラフ

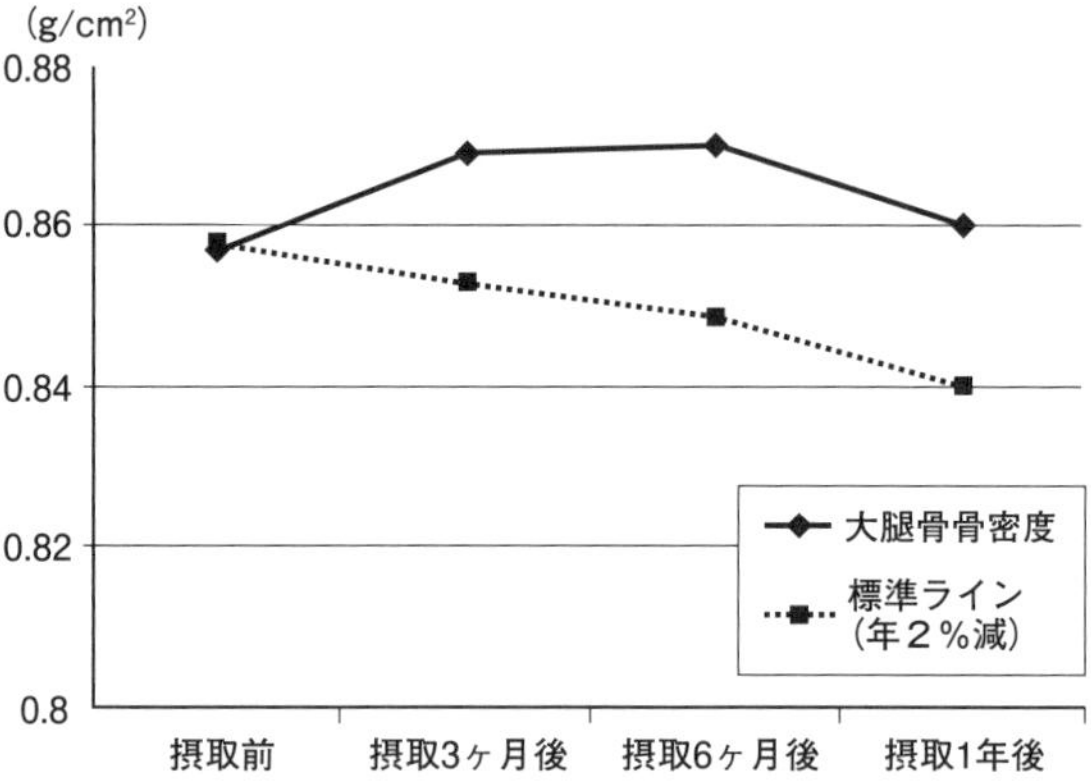

梁構造改善効果の判定をしました。

　測定回数は測定前、３か月後、６か月後、１年後の計４回です。

　実線は、被験者30名の大腿骨骨密度の平均数値を1年間の推移グラフにしたものです。破線はこの年齢の方が1年間に減少する標準減少率を、被験者の大腿骨骨密度の平均数値に当てはめた数値で、通常はこのように減少していくという標準線です。

　プロテタイト摂取1年後の大腿骨骨密度は、摂取前と比較して被験プロテタイト摂取1年後の大腿骨骨密度の平均数値は０・８６１ｇ／㎠となり、摂取前と比較して 約０・４１％骨密度上昇が見られました。

被験者30名の腰椎骨密度平均値推移グラフ

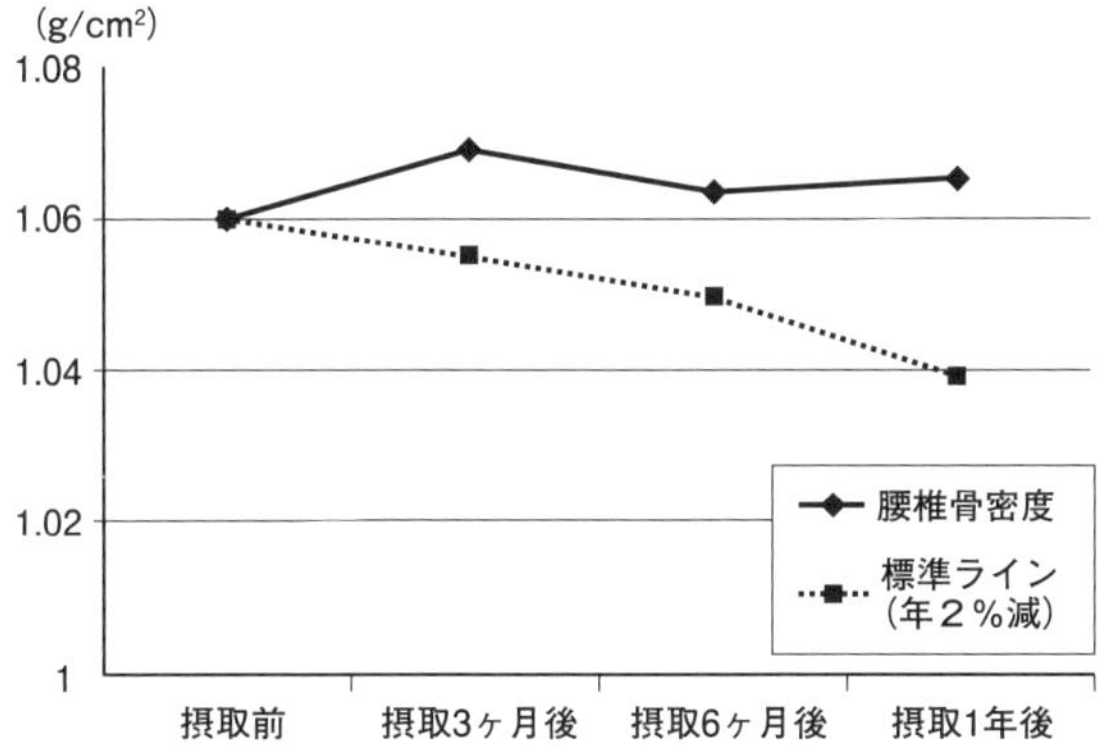

実線は、参加者30名の腰椎骨密度の平均数値を1年間の推移グラフにしたものです。破線は、この年齢層の方が1年間に減少する標準減少率を被験者の腰椎骨密度の平均数値に当てはめたもので、通常はこのように減少していくという標準線です。

プロテタイト摂取1年後の腰椎骨密度は、摂取前と比較して被験者30名の平均数値で約0・5%の上昇が認められました。

この結果から、プロテタイトは骨密度の低下防止と、さらに実験では腰椎においてはわずかですが骨密度改善効果も認められました。

次の試験でわかるように、この年代では1年に2〜3%骨密度が低下していきます。しかしプロテタイトの摂取によって骨密度の低下が抑えられ、さらに穏やかな上昇結果が得られるということは、生理学的にも負担のない効用であると考えられます。

▼プロテタイト非摂取者の骨密度1年間の推移

プロテタイトを1年間摂取する臨床試験の参加者と比較するために、同じ年齢層の女性6名に、〝プロテタイトを摂取しない〟群として臨床試験に参加してもらいました。6名はプロテタイトを摂取しないこと以外は、ふだんと変わらない生活をしてもらい、骨密度の測定のみをしました。

プロテタイト非摂取者６名（48歳～74歳女性）

腰椎骨密度１年間の平均推移（約3.9%減少）

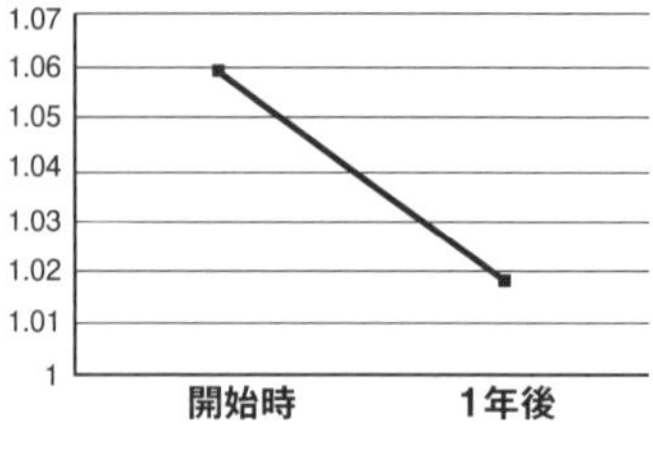

大腿骨骨密度１年間の平均推移（約2.4%減少）

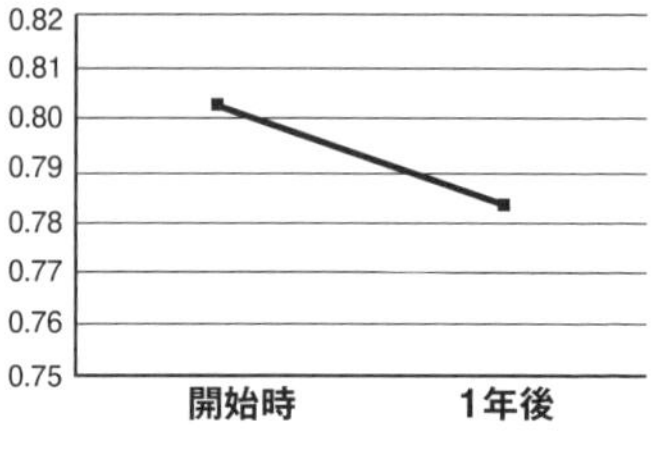

腰椎骨密度１年間推移（g/cm²）	
開始時	1.0591
1年	1.0183

大腿骨骨密度１年間推移（g/cm²）	
開始時	0.8030
1年	0.7836

結果、6名の平均骨密度は、大腿骨骨密度が約2・4％減少、腰椎骨密度が約3・9％減少していました。WHOの報告と同様に、骨粗鬆症対策を何もしなければ、1年で骨密度が明らかに低下していくことがわかります。

【骨質】

同じ試験における骨質（骨梁）の変化をグラフと表、および画像で示します。コンピューテッド・ラジオグラフィーにより大腿骨頚部のX線撮影を行い、取得された大腿骨頚部のデジタルX線画像は専用ソフトウェアを用いて数理形態学的に骨梁構造解析を行いました。

プロテタイト摂取1年後の骨梁構造は、骨梁解析10項目のうち7項目において1％以上の上昇を示しました。特に骨格面積及びフラクタル次元においては有意な上昇が示され、プロテタイトの骨質（骨梁構造）改善効果が認められました。

骨梁構造の１年間変化率（被験者30名平均解析値）

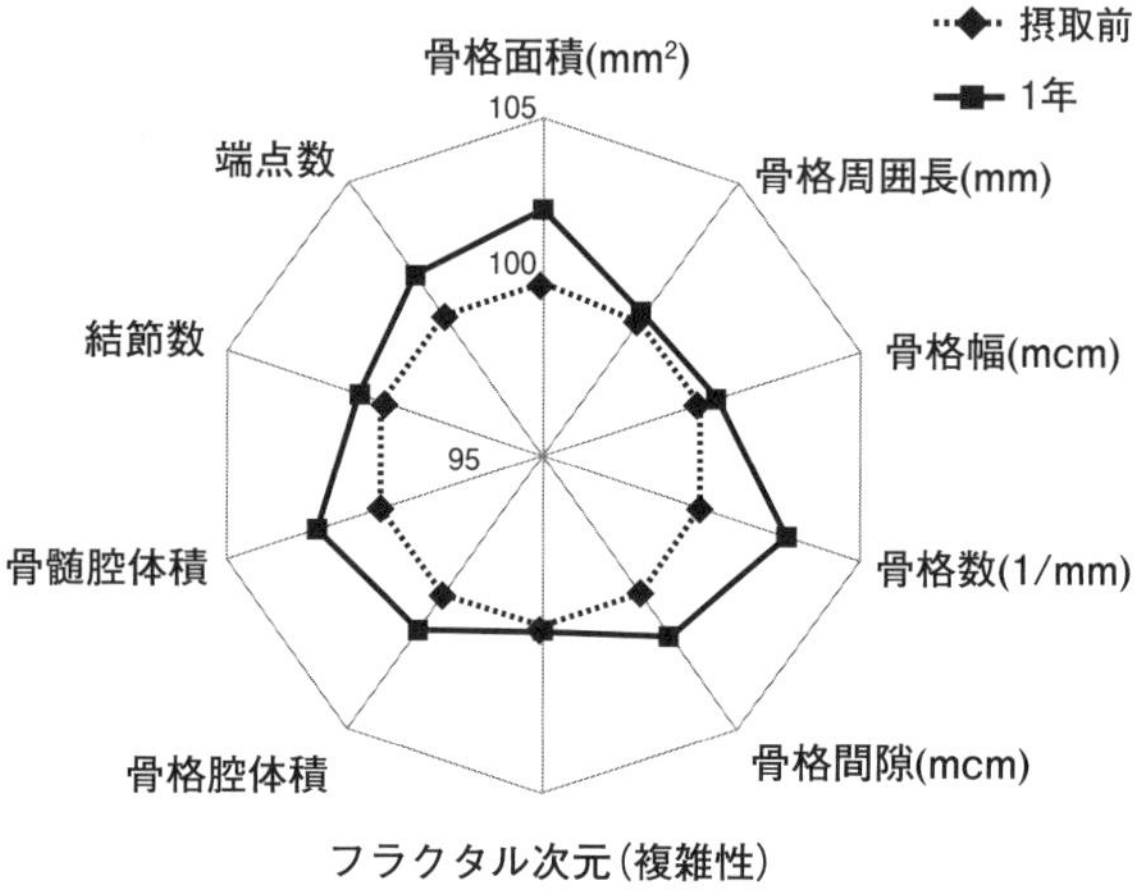

１年間のプロテタイト摂取による各骨梁構造パラメータの変化率

骨梁構造パラメータ	1年間変化率（%）	P値
Sk.Ar（mm^2）	2.19	0.020
SkP（mm）	0.25	0.165
Sk.Th（mcm）	0.62	0.165
Sk.N（1/mm）	2.89	0.396
Sk.Sp（mcm）	1.62	0.079
Fractal Dimension	0.19	0.024
Vsk	1.30	0.233
Vsp	1.98	0.091
N.Nd	0.68	0.489
N.Tm	1.48	0.440

大腿骨内部構造画像

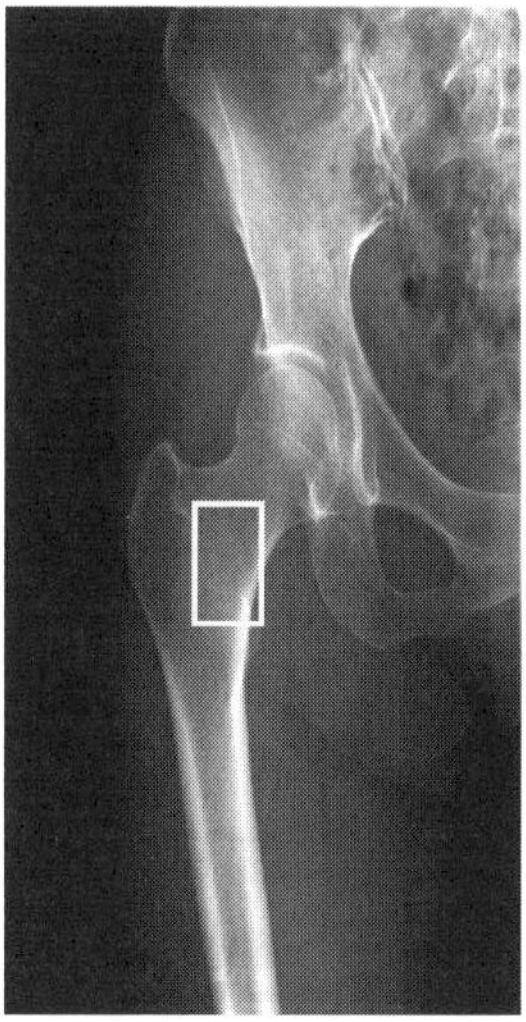

大腿骨頸部の骨梁構造解析画像
（上がプロテタイト摂取前、
下が摂取後）

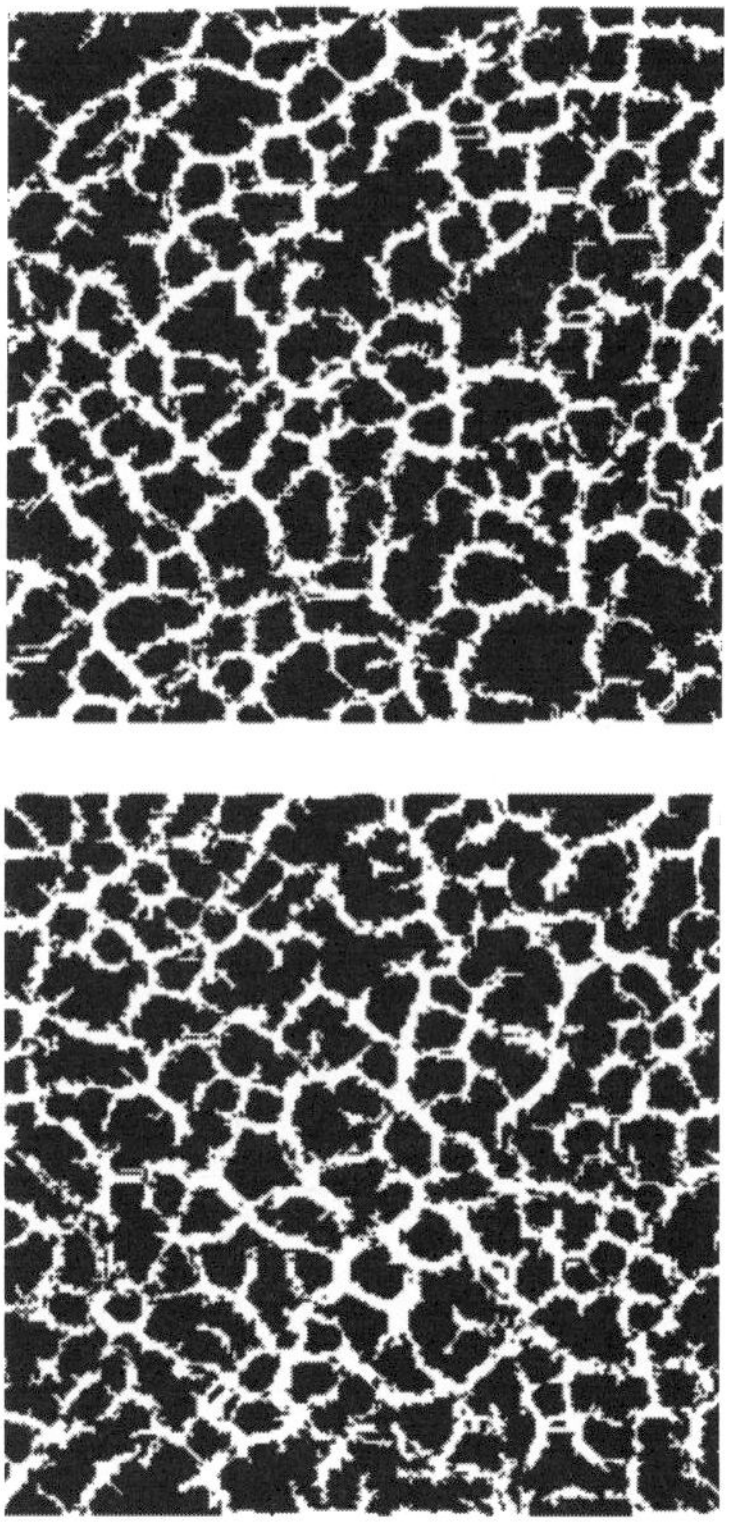

プロテタイト摂取前の画像は、骨梁の断絶がところどころに見られ、梁の数も少ない状態です。摂取1年後の画像では、骨梁の断絶箇所が減少し、骨梁の構造が改善されているのがわかります。

▼試験結果から導き出される結論

以上の臨床試験で、プロテタイトは加齢による骨密度の減少を防ぎ、維持以上の改善効果を示しました。また骨質においても骨梁構造の劣化を抑制し、改善効果のあることが認められました。

※この臨床試験が実施されたのは、次に記載する研究所です。

別項で述べたように、骨粗鬆症の主要な薬であるビスホスホネート剤、およびデノスマブには顎骨壊死という副作用があります。この症状は歯科において発見、治療されることが多いことから、違う治療を希求する歯科大学において、プロテタイトの臨床試験が実施されることになりました。

臨床試験実施施設：神奈川歯科大学放射線学分野内 骨構造解析研究所
試験担当：神奈川歯科大学大学院　顎顔面病態診断治療学講座
准教授・歯学博士　香西 雄介 氏

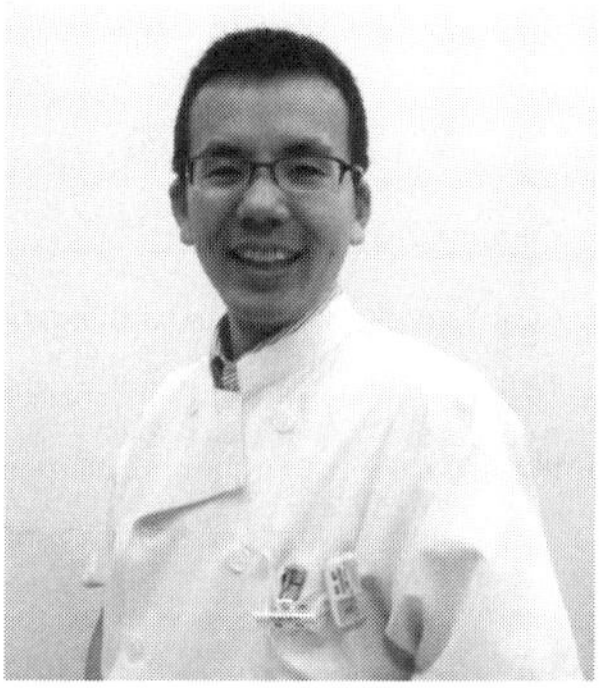

臨床試験実施　香西雄介　博士
神奈川歯科大学大学院　准教授・博士（歯学）

●プロフィール
平成16年　神奈川歯科大学歯学部卒業
平成19年5月～平成20年３月　米国州立ワシントン大学歯学部口腔内科　客員研究員
平成20年　神奈川歯科大学大学院歯学研究科修了（博士号取得）
平成20年　神奈川歯科大学附属病院総合診療科　研修歯科医
平成21年　神奈川歯科大学顎顔面診断科学講座放射線学分野　助教
平成26年　神奈川歯科大学放射線応用科学講座　講師
平成29年　神奈川歯科大学顎顔面病態診断治療学講座　准教授

骨密度・骨質の両方の改善効果が期待できる物質は他にない

骨粗鬆症予防・改善効果をうたったサプリメントといえばカルシウムですが、この物質は腸管からの吸収が必ずしもよいとはいえず（もともとカルシウムはあまり吸収率がよくない）、また骨質に作用するものではありません。また医薬品の多くも、破骨細胞を抑制して骨が溶けるのを防ぐものであり、骨質を高めるものではないのです。現在のところ医薬品においてもサプリメントにおいても、骨密度と骨質の両方に効果のある物質は見当たりません。

プロテタイトは、素材そのものがⅠ型コラーゲンと非常に微細な（100万分の1㎜サイズ）ミネラル結晶体との複合体で、「骨密度・骨質」の両方に作用する大変ユニークな素材であると言えるでしょう。

骨粗鬆症に悩む方、骨密度が低下し骨粗鬆症予備軍といってよい方、あるいは骨密度はまだ問題ないものの、将来的な骨粗鬆症を予防したい方にも、プロテタイトは非常に心強いサプリメントだと言えそうです。

またこの臨床試験の結果に付随して重要なことは、臨床試験参加者には、検査測定の上でも、自覚症状においても全く副作用が認められなかったことです。プロテタイトの安全性が実証されたと言っていいでしょう。

1日の摂取量（7粒）で骨粗鬆症改善のカルシウム推奨量をクリア

前述のヒトに対する臨床試験では、参加者には1日当たり1・68g（プロテタイト7粒）を摂取してもらいました。この摂取量に含まれるカルシウムは455mgです。

健康な日本人のカルシウム摂取の推奨量は、中高年では1日650〜700mgです。しかしこの年代の日本人の平均的なカルシウム摂取量は1日約530mg程度であり、明らかに不足しています。

日本骨粗鬆症学会などがまとめている『骨粗鬆症の予防と治療ガイドライン

２０１５』によれば、骨粗鬆症患者、及び骨粗鬆症予備軍にあたる人の場合、治療効果を期待するカルシウム摂取量は健康な人プラス１００mg、つまり７５０mg〜８００mgです。現状の摂取量より２００mg以上多く摂らなければなりません。

さらに多くの専門家は、現代人の食事やライフスタイル、また中高年以降の骨量の減少を考え合わせると、ガイドラインの推奨量より多く、もっと積極的にカルシウムを摂るべきだとしています。

その推奨量は１日１０００mg程度。よほど理想的な食事や生活をしている人でない限り、そんなに多くのカルシウムを食事だけで摂取するのは、日本では難しいと考えられます。

そこでサプリメントとしてのプロテタイトの摂取が有効なのです。臨床試験では、参加者は１日７粒（カルシウム量で４５５mg）摂取を続けることが出来ました。仮に食事から５３０mgを摂取するとすれば、合計でほぼ１０００mg。治療効果を期待できる量をクリアすることになります。

臨床試験の結果、１年間の摂取で、参加者の骨強度は加齢に伴う低下（年２〜３％）

を免れ、わずかに上昇しています。骨粗鬆症の予防、改善にとって、1日7粒のプロテタイトの摂取量は理想的であることが証明されたと言えるでしょう。

日・米・中国・台湾・韓国で「物質特許」「製法特許」取得

ここまでご紹介してきたように、プロテタイトは骨密度と骨質両方に作用し、骨強度を高める天然物質です。信頼のおける研究機関で動物実験やヒトに対する臨床試験も行われ、科学的な検証も重ねられています。

また安全性においても全く問題ありません。

サプリメントは人が口にするものであることから、今日その安全性には、厚労省や国民生活センターなど関係機関から厳しい目が注がれています。

プロテタイトは原材料の段階から重金属や農薬、薬品などの汚染がないことを確認し、徹底した管理による製造工程を経ています。一過性の毒性だけでなく、人が長期に一定量を摂取した場合の危険性の有無についてなども確認されています。

こうした研究成果や品質が認められ、プロテタイトは既に日本、米国、中国、台湾、韓国で「物質特許」と「製法特許」を取得しています。そのユニークな働きと成分、製法に関して、多くの国や地域で独自性、有用性が認められたことになります。

こうしたことからもプロテタイトは、骨粗鬆症の予防や改善を考える多くの人に、安心して使用していただけるものだと言えるでしょう。

前述の骨粗鬆症モデルマウスによるプロテタイトの研究論文は、査読付き論文として日本歯科放射線学会の学術奨励賞（２０１５年）を受賞しました。

論文名：Inhibitory effects of a collagen-mineral complex on deterioration of bone mass and bone quality in ovariectomized mice（Oral Radiology / September 2014, Volume 30, Issue 3, pp 203-211）

なぜ魚のウロコなのか

プロテタイトは、淡水魚であるコイのウロコを原材料にしています。なぜ魚のウロコなのか疑問に感じる方もおられるでしょう。ここで簡単にご説明しておきます。

実は魚のウロコは、ヒトの骨ととてもよく似た物質です。そのためこれまでも科学研究の題材として非常に注目されてきました。

魚のウロコは、ハイドロキシアパタイト（リン酸カルシウム、ヒトの骨のミネラル成分と同じ）とコラーゲンなどを主成分とする骨基質の上に、破骨細胞と骨芽細胞が共存しています。まさにヒトの骨と同じ構造であるわけです。

その理由に関しては次のように考えられています。

ヒトの骨も魚のウロコも、3～5億年前には「甲冑魚《かっちゅうぎょ》」と言われる硬い鎧のようなウロコのある魚に由来します。

これら魚類は、類人猿と呼ばれる生物がこの世に誕生する（8500万年前）よりはるか昔に海に生息していました。魚類が両生類に進化し、爬虫類、哺乳類と進化を遂げたと考えられています。

甲冑魚の皮は骨と歯の両方の特徴を持ち、その硬い皮は、脊椎動物（魚類、両生類、爬虫類、鳥類、哺乳類）の頭蓋骨や魚類のウロコなどに進化。骨や歯もそこから派生しています。

話を戻すと、魚はヒトとは違い、骨ではなくウロコからカルシウムを出し入れして調整しています。背骨からカルシウムが出てしまうと、泳ぐのに支障があるからと考えられています。

例えばサケは、卵を産むときに、骨ではなくウロコからカルシウムを卵に供給します。

魚のウロコは哺乳類の骨と同じ役割を持っており、淡水魚にとってもウロコはカルシウムの貯蔵庫なのです。

淡水魚であるコイのウロコはカルシウムの貯蔵庫であり、且つたっぷりとコラーゲンを含んでいます。そのウロコには破骨細胞と骨芽細胞が共存しているので、骨粗鬆症用の素材としてうってつけであったわけです。

宇宙進出の壁・骨粗鬆症を解決するのは淡水魚のウロコ？

前章で、宇宙飛行士の骨粗鬆症の話をご紹介しました。２００９年に約４か月間宇宙ステーションに滞在し、研究を行った日本人宇宙飛行士・若田光一さんは、骨粗鬆症を防ぐため骨粗鬆症の薬を飲んでいました。

宇宙へ人類が進出していくということは、地球の重力とは異なる空間で生命活動を営んでいくことを意味します。その上で、骨粗鬆症の問題は重大な壁です。これを解決することは、宇宙進出の大命題なのです。

そのため、これまで宇宙へ飛び立った宇宙船や宇宙ステーションでは、骨の研究がずっと続けられてきました。研究素材になっていたのが魚のウロコです。これまでも日本の研究者がヒトの骨とよく似ている金魚などの淡水魚のウロコを使って、破骨細胞と骨芽細胞がどのように骨代謝を行っているか、どうすればうまく骨代謝をコントロールできるかを研究してきました。

２０１３年、国際宇宙ステーション日本実験棟「きぼう」では、宇宙飛行士の野口聡一さんが、金魚のウロコを使った実験を担当しました。骨粗鬆症の新薬開発に役立てることが目的です。

さてひるがえって本書でご紹介しているプロテタイトは、やはり淡水魚であるコイのウロコが原材料です。ヒトの骨を強化するために、骨粗鬆症の予防や改善のために、なぜコイのウロコが選ばれたのかがおわかりいただけたと思います。

第5章

プロテタイトで骨密度が改善した症例

過半数に骨密度の維持、増加がみられた

前章で紹介したプロテタイトの臨床試験（神奈川歯科大学放射線学分野内　骨構造解析研究所において実施）の結果を、少し詳しく紹介しましょう。

まず参加者は48才から74才の女性30名（平均年齢59・5才±9・2才）。カルシウムサプリメント摂取未経験者のみです。WHOの調査では、骨密度が1年に平均して2〜3％減少する年齢層です。

この30名にプロテタイトのサプリメントを毎日1・68g、1年間摂取してもらい、骨密度、骨質がどのように変化するかを調べました。本章では、個別に骨密度の変化についてご紹介します。骨密度の測定箇所は右大腿骨と腰椎の2か所です。

大腿骨骨密度に関しては、30名の平均値としてプロテタイト摂取後の平均数値は0・861g／㎠となり、摂取前と比較して約0・41％骨密度上昇が見られました。

個別の内訳としては、骨密度が1％以上増加した人が9名、±1％以内の人が13名、マイナス1％以上の減少が見られた人が13名でした。

繰り返すとこの年齢層の女性は1年間に平均して骨密度が2～3％減少します。従って骨密度の変化±1％以内は、「加齢による減少をくい止め、維持することができた」とみなすことができます。

結果プロテタイトを摂取した30名中22名は、大腿骨骨密度の維持あるいは増加がみられたといえるでしょう。

次に腰椎骨密度では、1％以上の増加がみられたのが30名中9名、±1％以内が12名、マイナス1％以上減少したのが9名です。従ってプロテタイトを摂取した30名中21名に、骨密度の維持、あるいは増加がみられたと言えます。

以上の結果からプロテタイト摂取によって、過半数の人が右大腿骨、腰椎のいずれもの骨密度が維持・あるいは増加したと言えるでしょう。

さらに個別の症例をご紹介します。

①女性　62才

試験前に腰椎と大腿骨の骨密度を測定しました。腰椎は正常の範囲ながら若干低め、大腿骨も正常範囲ながらやや低めです。測定後、プロテタイトを１日１・６８ｇ、１年にわたって飲んでもらいました。

左のグラフの白い□は服用開始時、３か月後、６カ月後です。１年後は■です。１年後、大腿骨骨密度は０・８９９ｇ／㎠から０・９０３ｇ／㎠と約４％の大幅な増加がみられます。腰椎骨密度は１・０７４ｇ／㎠から１・０８６ｇ／㎠と増加しています。

繰り返すと、ＷＨＯの報告では、この年代の女性は１年間に２～３％骨密度が低下するとされています。しかしこの女性の場合、低下が抑制されただけでなく増加もみられています。これはプロテタイトによる効果とみることが出来ます。

腰椎骨密度及び大腿骨骨密度

腰椎正面 L1-L4

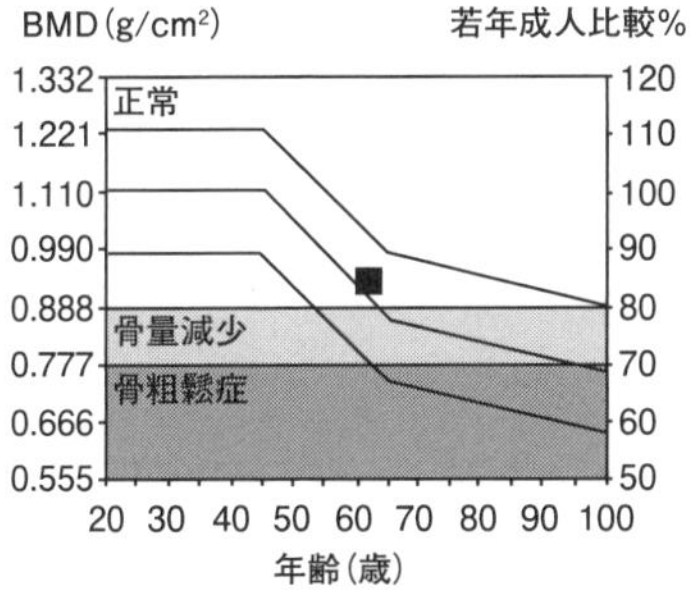

腰椎正面L1-L4（BMD）

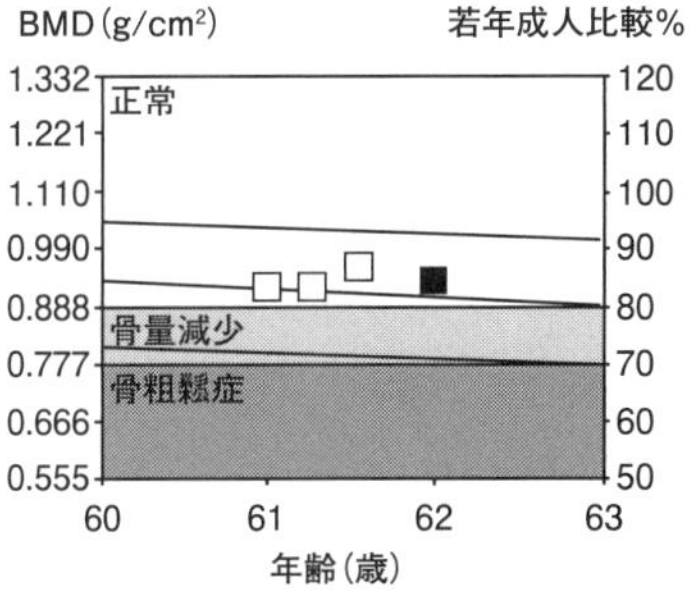

右大腿骨 全体

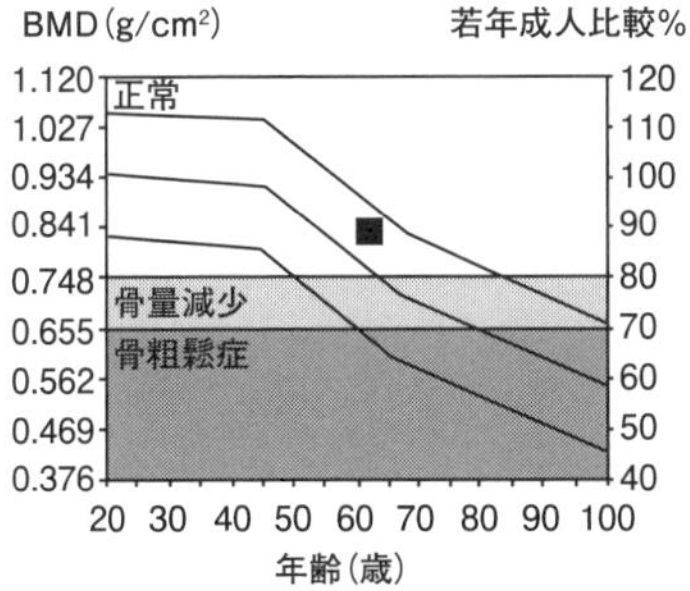

右大腿骨 全体（BMD）

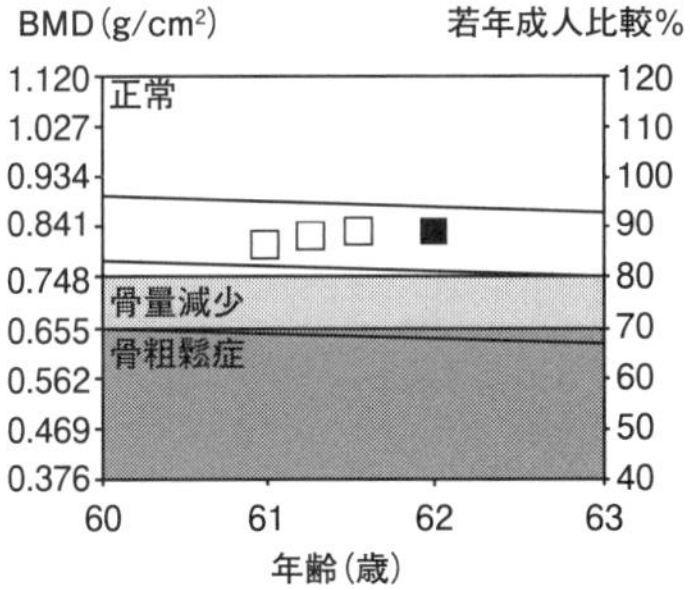

②右大腿骨

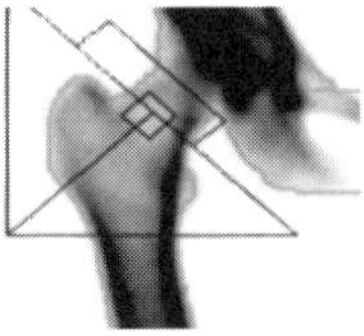

①腰椎正面

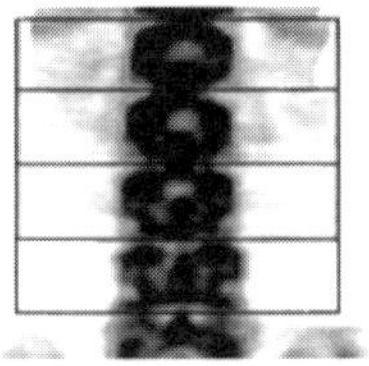

②女性Aさん　49才

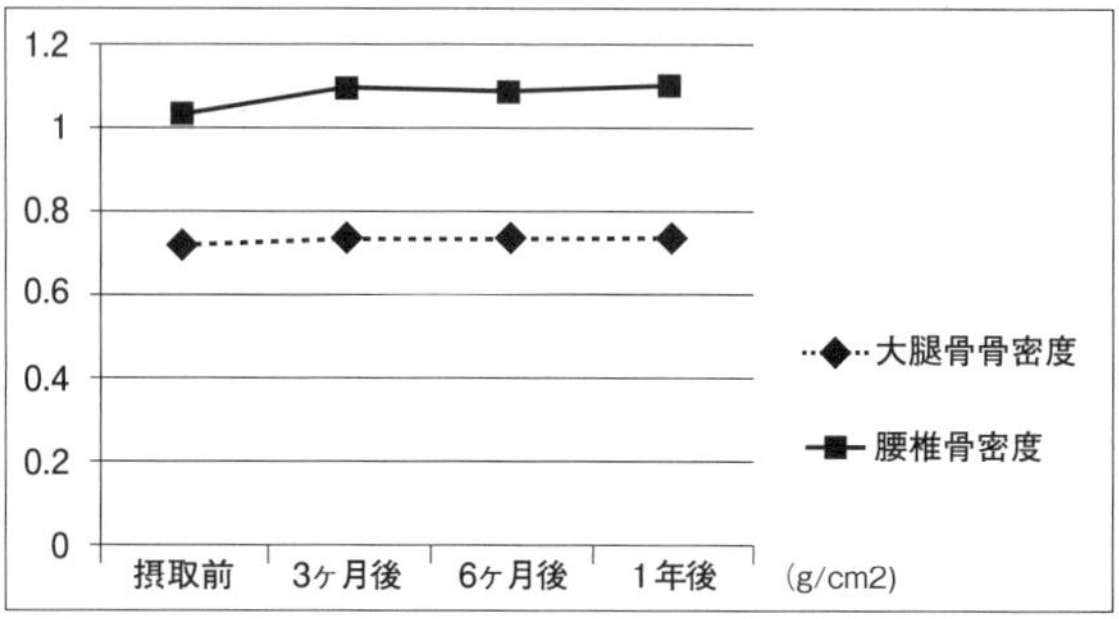

骨粗鬆症とまではいかないものの骨密度は低めで、医学的には骨減少症と言える状態でした。

プロテタイトを１年間摂取した結果、大腿骨骨密度は0.723g/㎠から0.737g/㎠に増加、腰椎骨密度は1.036g/㎠から1.086g/㎠に増加し正常値に近づきました。

③女性Bさん　61才

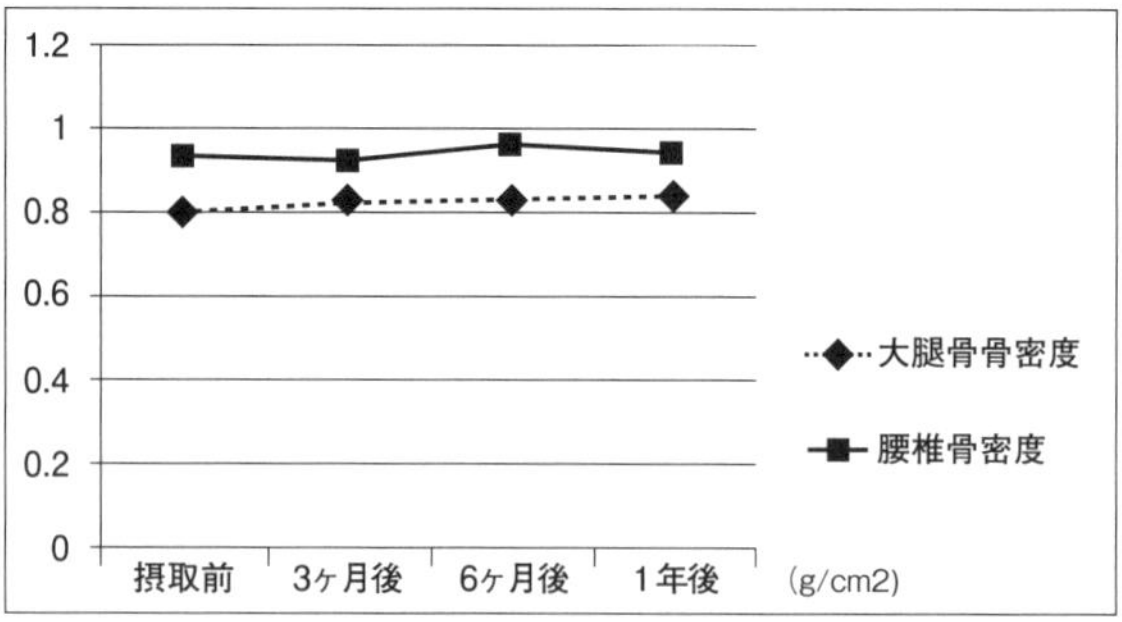

正常範囲ながら骨密度は低めで、このまま放置した場合、骨密度は１年に2~3%減少すると考えられます。

プロテタイトを１年間摂取した結果、大腿骨骨密度は0.799g/㎠から0.830g/㎠に増え、腰椎骨密度は0.930g/㎠から0.937g/㎠に増加しました。短期間でかなりの改善を見せました。

④女性Cさん 52才

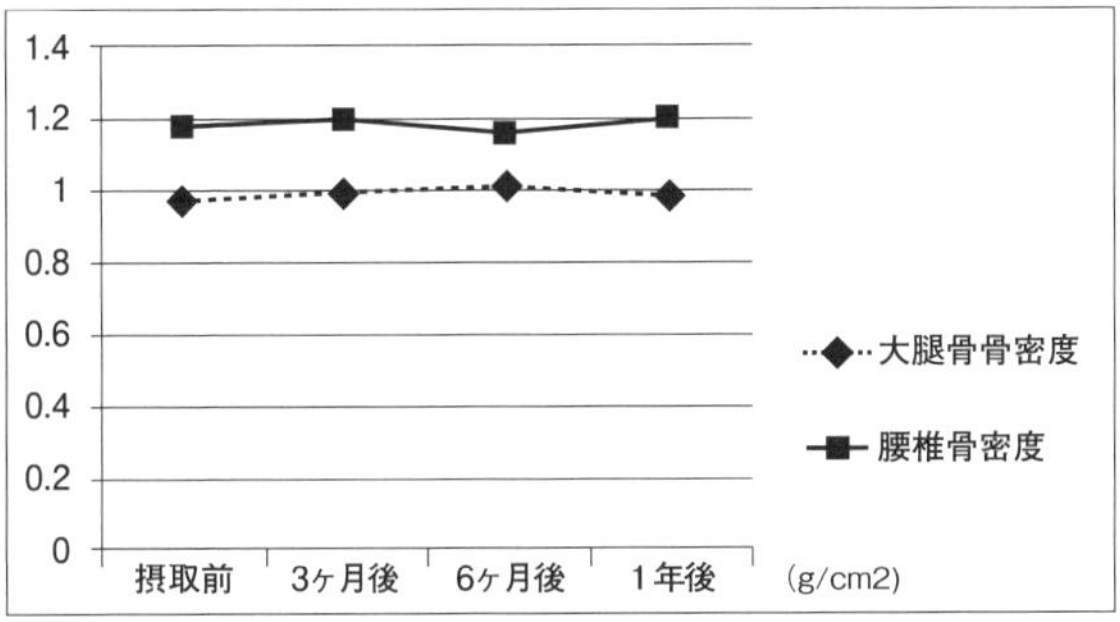

プロテタイトを1年間摂取したところ、大腿骨骨密度は0・973g/㎠から0.983g/㎠に増え、腰椎骨密度も1.175g/㎠から1.195g/㎠に増加しました。短期間で数値は大きく上昇しました。

⑤女性Dさん 74才

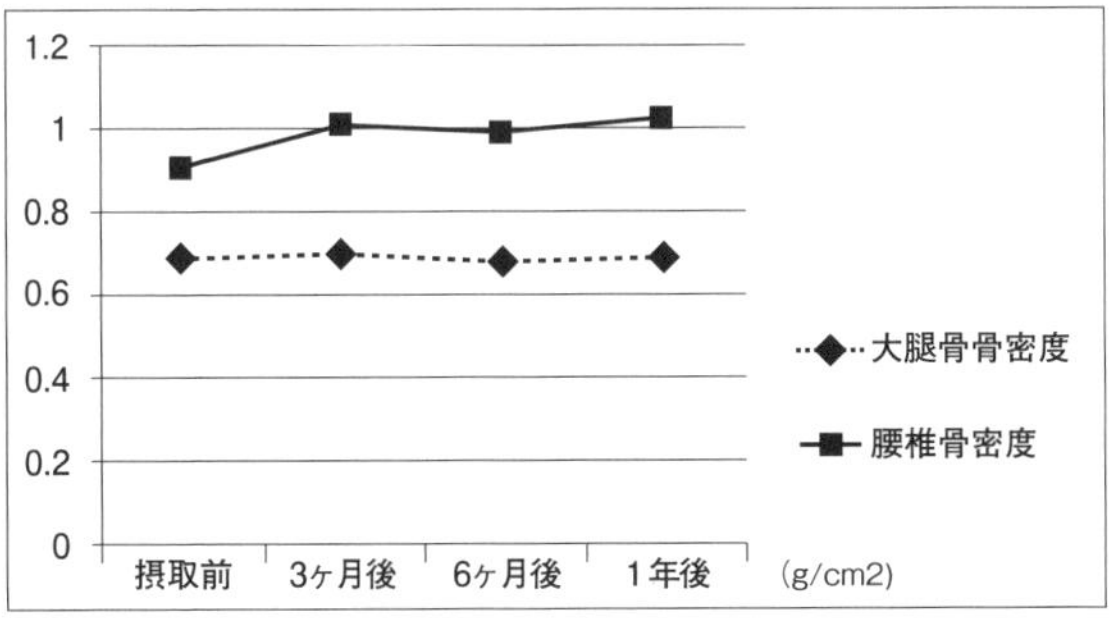

正常範囲ですが大腿骨骨密度はやや低めです。プロテタイトを1年間摂取したところ、大腿骨骨密度は0.690g/㎠から0.683g/㎠とやや減少したものの、腰椎骨密度は0.910g/㎠から0.965g/㎠に大幅に増加しました。

⑥女性Eさん　52才

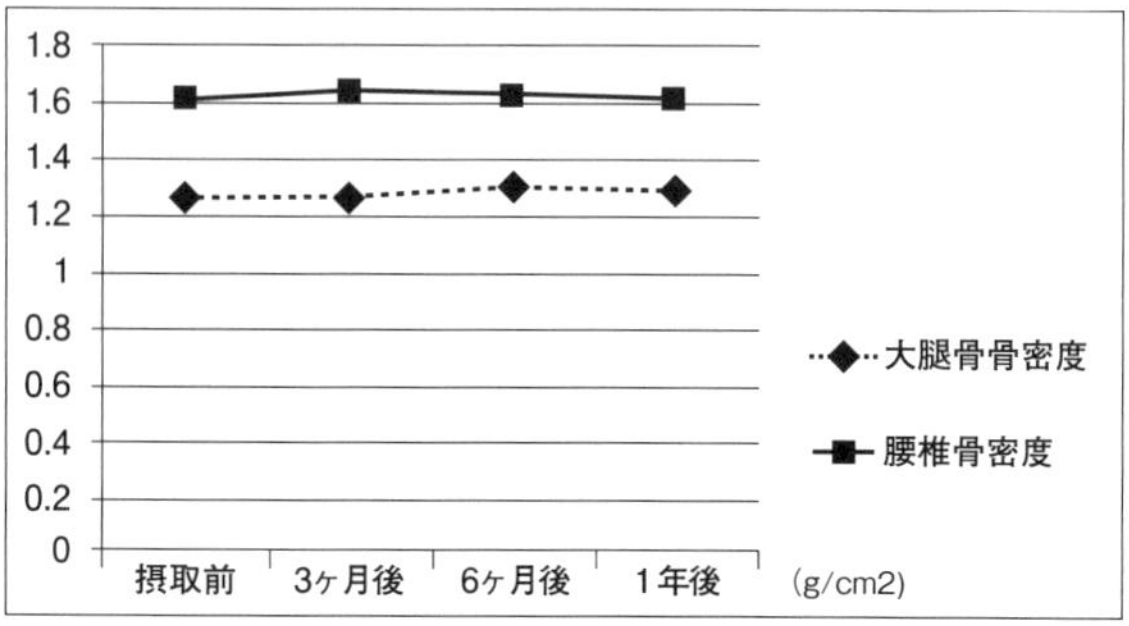

プロテタイトを１年間摂取したところ、大腿骨骨密度は1.276g/㎠から1.290g/㎠に、腰椎骨密度は1.616g/㎠から1.617g/㎠に増加しました。骨密度は大腿骨も腰椎も充分であり、プロテタイト摂取によってさらに増加しています。

⑦女性Fさん　54才

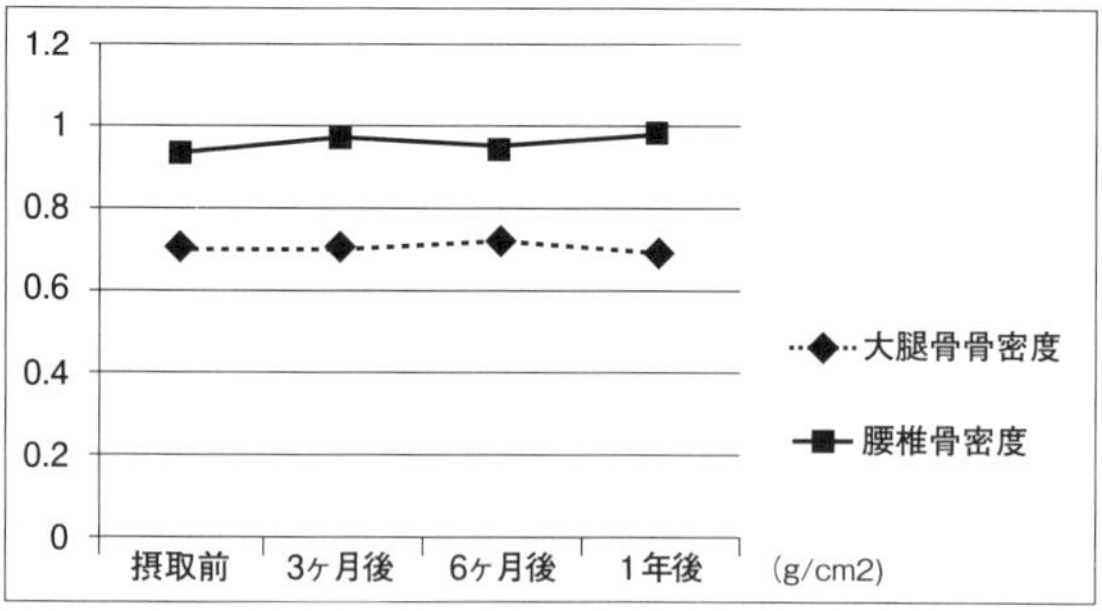

正常範囲ですが大腿骨骨密度はやや低めです。プロテタイトを１年間摂取したところ、大腿骨骨密度は0.699g/㎠から0.688g/㎠にやや減少したものの、腰椎骨密度は0.931g/㎠から0.980g/㎠に増加しました。

⑧女性Gさん 60才

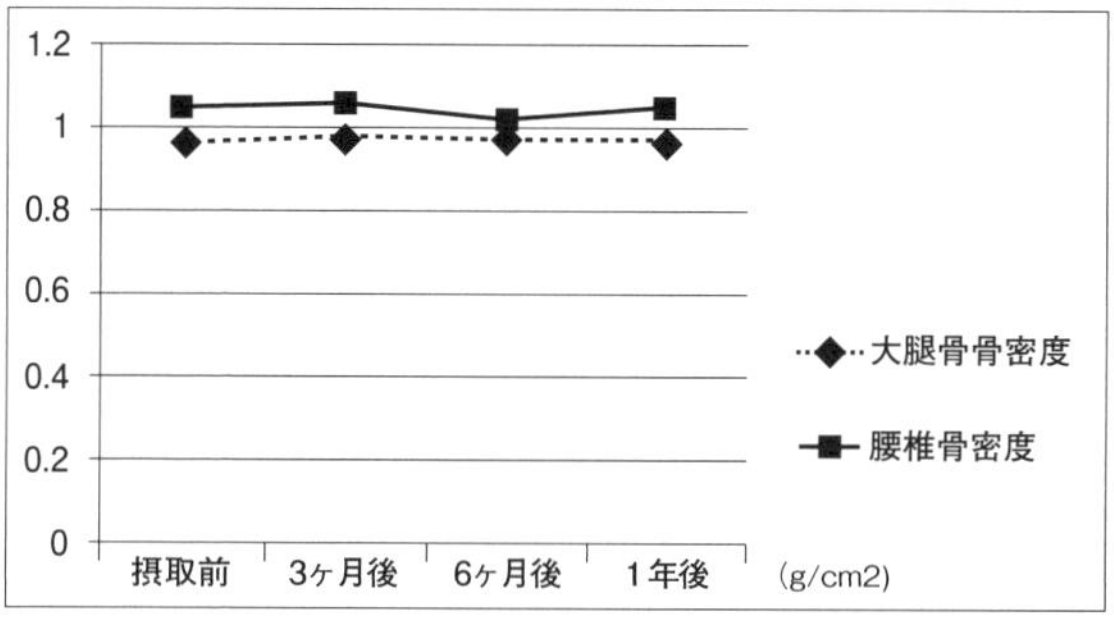

プロテタイトを1年間摂取したところ、大腿骨骨密度は0.965g/㎠から0.969g/㎠に増え、腰椎骨密度も1.050g/㎠から1.104g/㎠に大幅に増加しました。

⑨女性Hさん 55才

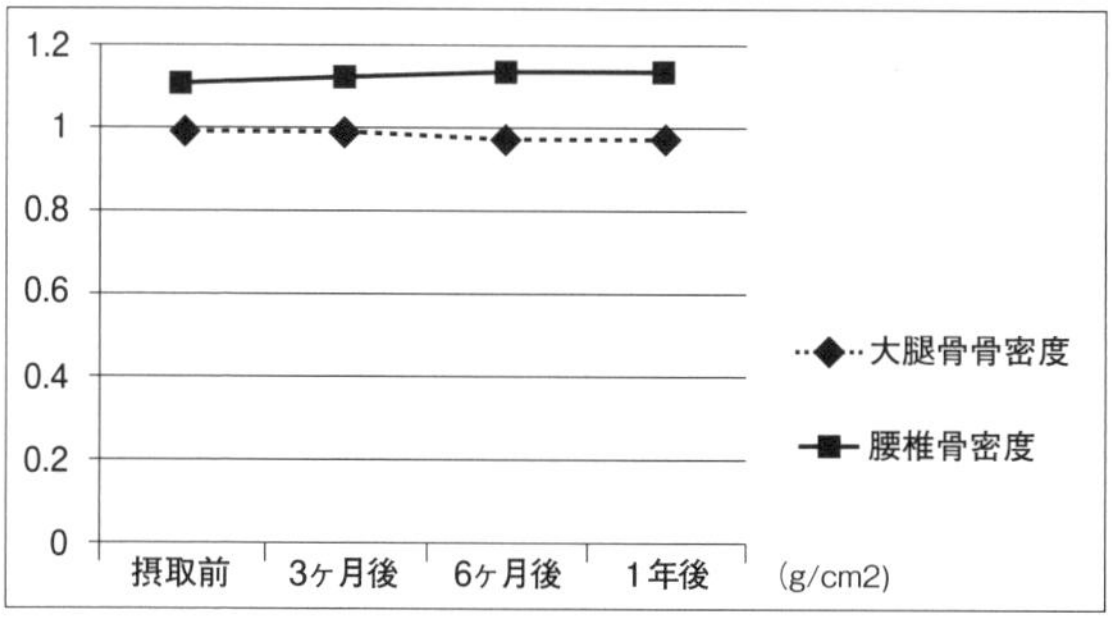

プロテタイトを1年間摂取したところ、大腿骨骨密度は0.991g/㎠から0.972g/㎠にやや減少しましたが、腰椎骨密度は1.111g/㎠から1.126g/㎠に大幅に増加しました。

⑩女性Iさん　67才

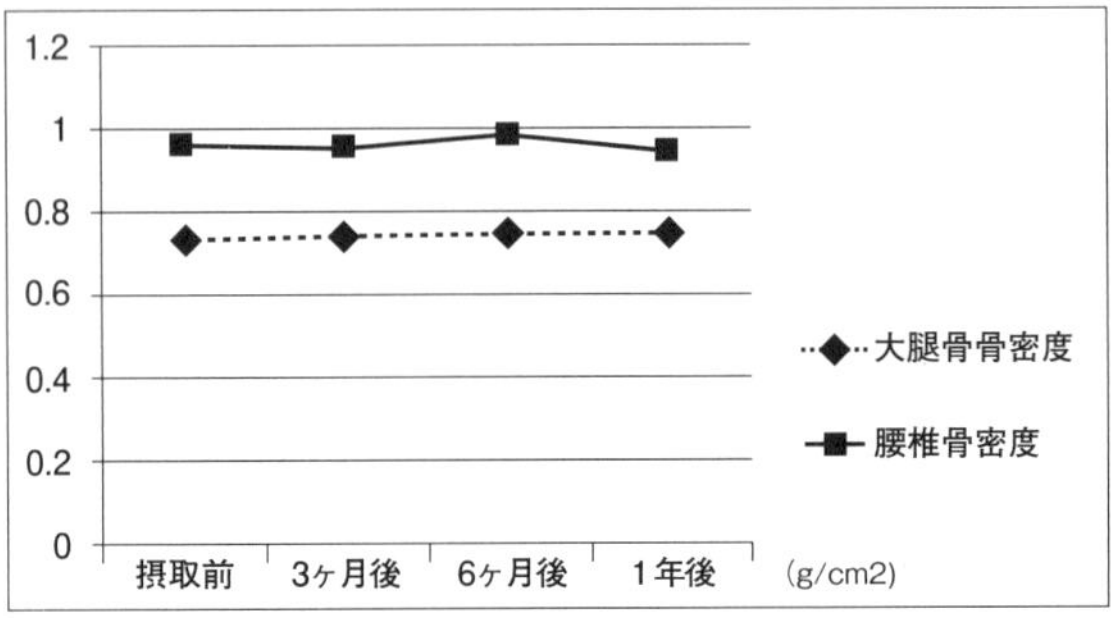

プロテタイトを1年間摂取したところ、大腿骨骨密度は0.738g/㎠から0.750g/㎠に増えましたが、腰椎骨密度は0.963g/㎠から0.946g/㎠に減少しました。

⑪女性Jさん　57才

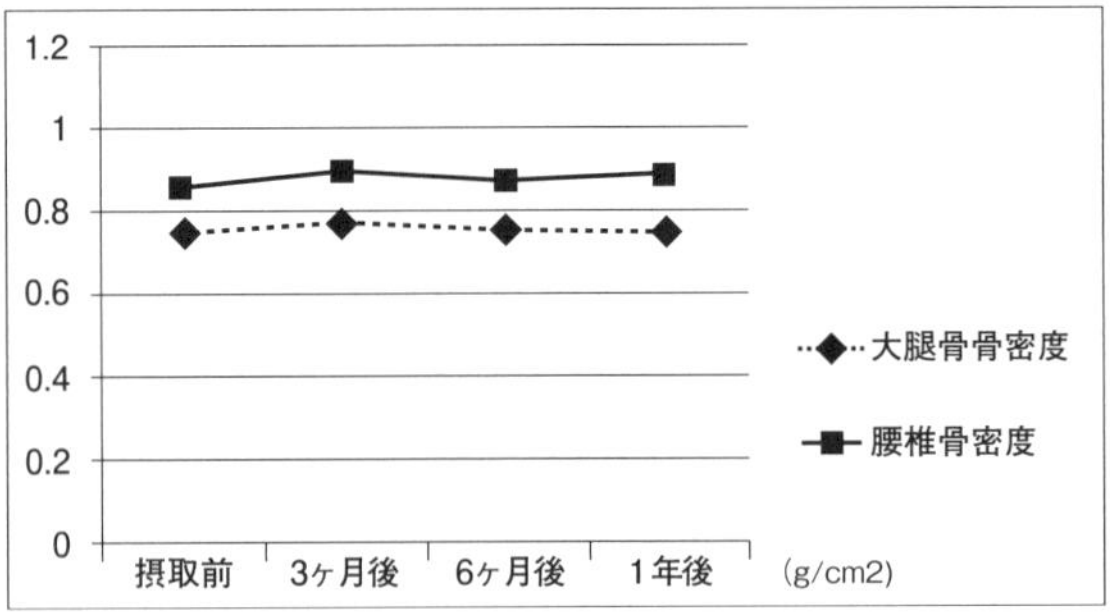

プロテタイトを1年間摂取したところ、大腿骨骨密度は0.747g/㎠から0.750g/㎠に増え、腰椎骨密度も0.858g/㎠から0.885g/㎠に増加しました。

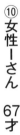

⑫女性Kさん 75才

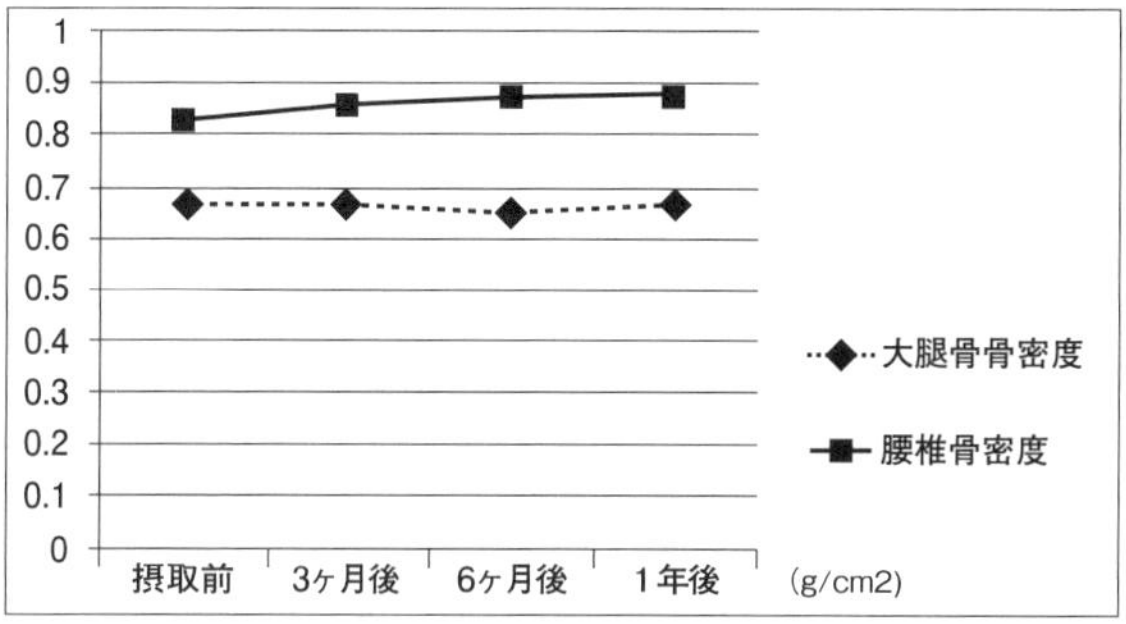

正常範囲ですが、骨密度はやや低めです。プロテタイトを1年間摂取したところ、大腿骨骨密度は0.665g/㎠から0.666g/㎠に増え、腰椎骨密度も0.827g/㎠から0.878g/㎠に大幅に増加しました。

⑬女性Lさん 52才

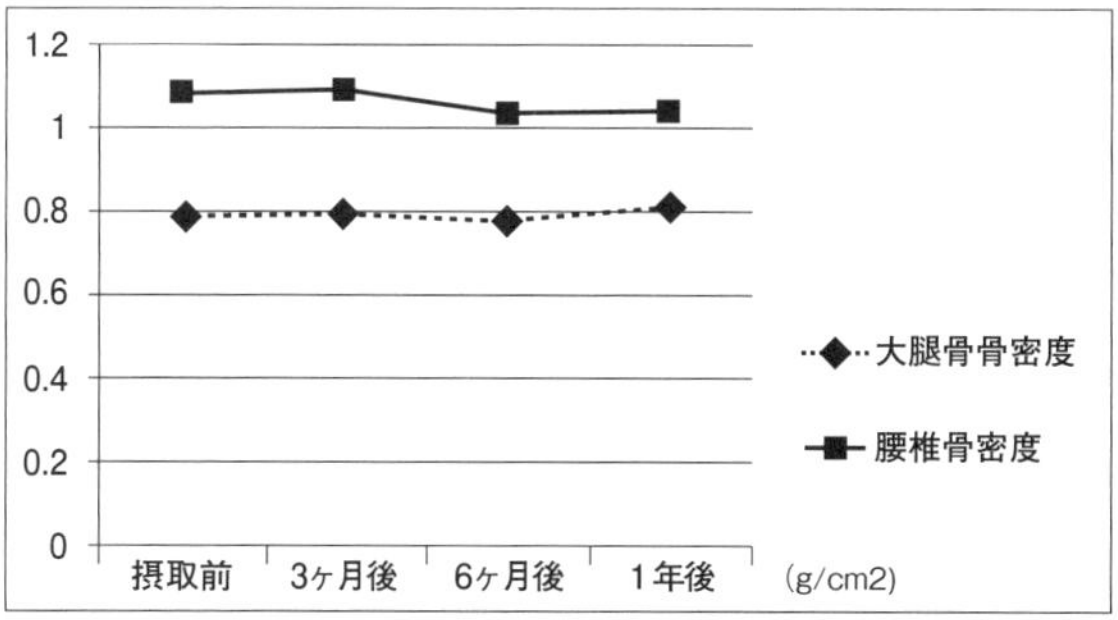

プロテタイトを1年間摂取したところ、大腿骨骨密度は0.796g/㎠から0.818g/㎠と大幅に増えましたが、腰椎骨密度は1.086g/㎠から1.046g/㎠に減少しました。

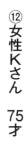

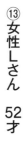

⑭女性Mさん　57才

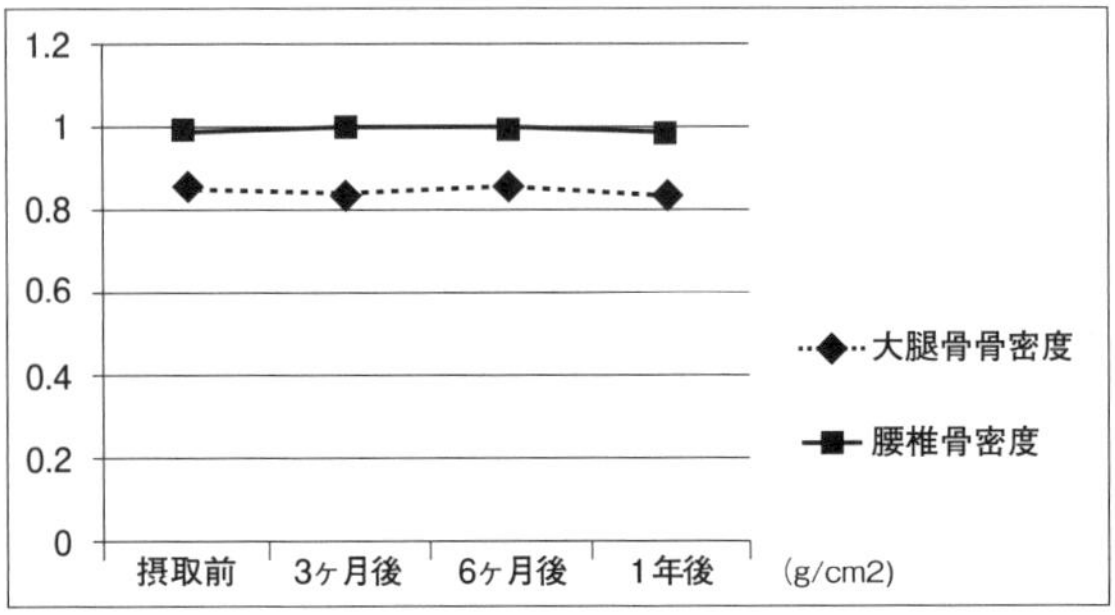

プロテタイトを1年間摂取したところ、大腿骨骨密度は0.899g/㎠から0.905g/㎠に増えましたが、腰椎骨密度は1.057g/㎠から1.016g/㎠に減少しました。

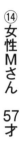

小さなアップダウンを繰り返しながらゆるやかに上昇。すぐれたサプリメントは生体負荷が少なく理想的

本章の冒頭で述べたように、この臨床試験では、参加者30名中22名に骨密度の維持、あるいは上昇が認められました。もう少し細かく見ていくと、骨密度の変化には小さなアップダウンがあり、最終的には大多数の人に緩やかな上昇があったということです。

この結果についてある専門家は、「小さな変化を繰り返しながら緩やかに上昇している。生体負荷（副作用）が極めて小さいことが評価に値する」としています。

この評価には大きな意味があると思います。

大きな変化、急激な数値の上昇は生体に対して大きな負荷となります。特に数十年という長い年月を経ている骨という臓器に、急激な変化がもたらす影響は決してよいものばかりではないでしょう。

骨粗鬆症には既にたくさんの薬があります。効果も認められ、利用者も年々増えて

います。しかしそうした薬の副作用は意外に多く、また深刻なものも少なくありません。やはり効果の高い薬は「両刃の剣」という側面があるように思います。

一方骨粗鬆症は、すでに骨折していたりしない場合、一刻を争う病状ではない患者さんがほとんどです。そうした人は、徐々に低下していく骨密度を少しずつ健康な状態に戻す、あるいは維持する、そして将来的に寝たきりにならないことが目標になります。

そのためには、この「生体負荷の少ない、骨密度の緩やかな上昇」をもたらすプロテタイトのようなサプリメントが理想的ではないかと思います。

第6章

骨粗鬆症《こつそしょうしょう》・プロテタイトQ&A

Q、女性は男性と比べて骨粗鬆症になりやすいのはなぜですか?

女性は骨の強さを女性ホルモンであるエストロゲンで調整しています。エストロゲンは閉経すると急激に減少するので、それにつれて骨密度も低下して骨粗鬆症になりやすいと考えられています。

Q、骨を強くするのはカルシウムだといいます。牛乳や小魚、海草などカルシウムの豊富な食品を食べていれば骨粗鬆症にはならないのでしょうか?

骨の成分の半分以上はカルシウムなどのミネラルです。牛乳、小魚、海草などを積極的に食べるのは骨にとって大切なことです。

しかしカルシウムなどのミネラルの吸収や骨への定着にとって、ビタミンDやビタミンKなども非常に重要です。ビタミンDの豊富な干しシイタケやビタミンKの豊富な納豆なども食べるようにしましょう。

また骨の成分の半分近くはタンパク質です。肉、魚、大豆製品などのタンパク質も、偏ることなく毎食何かしら食べる必要があります。

Q、骨粗鬆症を予防・改善するのに日光浴がよいというのは本当ですか？　紫外線は有害だから浴びない方がいいのではないでしょうか？

骨粗鬆症を予防・改善するために必要な栄養素であるビタミンDは、日光浴で紫外線を浴びることで体で合成されます。紫外線は、浴びすぎれば有害ですが、ある程度は必要なのです。

ビタミンDの産生に必要な日光浴は1日15分〜30分程度ですので、わざわざ時間を設けなくても、ベランダで洗濯物を干したり歩いて買い物に行ったりするくらいで充分です。日焼け止めや遮光グッズで全身を覆うと効果がなくなりますので、生活の中に普通に太陽光線を感じる程度の時間があった方がいいということです。

Q、骨粗鬆症の予防・改善に運動は必要なのですか?

骨の強度は食事による栄養摂取と運動にかかっています。いくら食事で必要な栄養を摂っていても、全く運動しなければ、骨芽細胞という骨を作る細胞が働かなくなり、骨はどんどん弱くなってしまいます。骨にとって食事と同じくらい運動は重要です。

Q、骨にとってよい運動とはどういうものでしょうか?

骨を丈夫にする運動は、ある程度骨に衝撃を与えるものです。例えばジャンプ動作の入るエアロビクスやダンス、ジョギングなどが最も衝撃の加わる運動だと言えます。

しかし年齢や体力、運動能力、骨の強度によって、激しい運動は危険な場合もあります。その場合はもっとソフトなウォーキングや階段の上り下りのようなものがふさわしいと言えます。

高齢者など運動自体に不安がある人は、室内で行える体操などがおススメです。本書の第3章に室内で出来る安全な体操を紹介しているので、参考にしてください。

Q、コーラなどの炭酸飲料を飲むと骨が溶けるというのは本当ですか？

コーラなどの炭酸飲料が直接骨に有害だということはありません。ただし清涼飲料水やスナック菓子、加工食品に含まれるリンを摂りすぎると、カルシウムの吸収に支障があります。リンの摂取が多くなりすぎないように気をつける必要はあります。

Q、コーヒーやお酒は骨によくないのでしょうか？

コーヒーやお酒に含まれるカフェインやアルコール全般には利尿作用があります。これらを飲みすぎると多尿になり、カルシウムなどのミネラルが尿と一緒に排出されすぎる可能性があります。コーヒーもお酒も、ほどほどにたしなむことが骨にとってはよいということです。

Q、骨粗鬆症の予防・改善にカルシウムなどをサプリメントで補ってもいいのでしょうか？

カルシウムなどのミネラルが食事だけでは充分に摂れない場合は、サプリメントで補う方法もあります。

ただし人の骨は、カルシウムなどのミネラルだけでなくI型コラーゲン（タンパク質）もたくさん必要です。本書でおすすめしているプロテタイトのようなサプリメントなら、カルシウムなどのミネラルだけでなくI型コラーゲンも含まれ、吸収もよいのでおススメです。

Q、プロテタイトとは何ですか？

プロテタイトは、I型コラーゲン（タンパク質）にカルシウム、リン、マグネシウムのミネラル成分の結晶体が沈着結合した物質です。素材名は「コラーゲン含有ミネラル複合体」といいます。

Q、プロテタイトはなぜ骨粗鬆症の予防や改善に役立つのですか？

プロテタイトの成分であるI型コラーゲンは、ヒトの骨のコラーゲンと同じです（皮膚もI型コラーゲン）。プロテタイトのコラーゲンとミネラルの成分比も、ヒトの骨とほぼ同じです。

ヒトの骨は、コラーゲンとミネラルがちょうどよいバランスで含まれていてはじめて強い骨と言えます。プロテタイトも骨の成分比と同じであることから、骨に対して親和性が高く、吸収された後、骨の成分になりやすく骨を強化すると考えられるのです。

Q、骨には何よりカルシウムが大事なのではないのですか？　カルシウムだけでは不十分なのでしょうか？

昔は「骨を強くするのはカルシウム」「カルシウムで骨密度を高めることが大事」と考えられていました。しかし骨密度が高くても骨折する人がたくさんいたことから、さらにつっこんだ研究が行われるようになり、骨密度以外の要素「骨質」も重要であることがわかってきました。

今日では骨の強度には、骨密度を高めるカルシウム（を含むミネラル）と、骨質を高めるコラーゲンという２つの栄養素が重要だと考えられています。

Q、プロテタイトは、具体的に骨粗鬆症をどのように予防改善するのですか?

プロテタイトは、ヒトの骨とほぼ同じ成分比であり、骨密度(カルシウムを含むミネラル)と骨質(I型コラーゲン)の両方を改善します。これまで同一素材で骨密度と骨質の両方に働きかけるものはなかったことから、プロテタイトはその独自性が大変注目されています。

Q、プロテタイトの原材料は何ですか? 安全性は大丈夫でしょうか?

淡水魚のコイのウロコです。といっても自然の河川などに生息するコイではなく、プロテタイト用素材として、衛生管理を徹底して飼育された特別なコイです。成分分析の結果、有毒金属や大腸菌などの汚染がないことはもちろん、様々な安全性試験もクリアしています。安全性においては全く心配ありません。

Q、ヒトの骨用の栄養成分は、カニやエビの殻や魚の骨などを材料にしているのではないですか？　なぜ魚のウロコがよいのですか？

意外かもしれませんが、自然界において、最もヒトの骨と近い構造を持っているのは魚のウロコです。

魚のウロコは、ハイドロキシアパタイト（リン酸カルシウム、ヒトの骨のミネラル成分と同じ）とコラーゲンなどを主成分とする骨基質の上に、破骨細胞と骨芽細胞が共存しています。まさにヒトの骨と同じ構造であることから、骨粗鬆症に有用な材料として注目されています。特に淡水魚のそれがヒトに近いとされています。

魚は、脊椎などの骨ではなくウロコをカルシウムの貯蔵庫にしており、このカルシウムを必要に応じて出し入れしているところはヒトと同じです。

Q、魚のウロコが骨粗鬆症用の研究素材として利用された例はありますか?

これも意外かもしれませんが、既に宇宙ステーションで、骨と骨粗鬆症の研究に用いられています。というのも宇宙空間は無重力であるため、ヒトの骨は地球上の骨粗鬆症患者の何倍ものスピードで溶け出してしまいます。つまり宇宙空間では誰もが骨粗鬆症になってしまうのです。

宇宙開発に携わるヒトの骨の健康を守るために、そして骨粗鬆症の研究のために、魚のウロコが既に研究材料になっています。

２０１３年、国際宇宙ステーション日本実験棟「きぼう」では、宇宙飛行士の野口聡一さんが、金魚のウロコを使った実験を担当しました。骨粗鬆症の新薬開発に役立てることが目的です。

Q、魚のウロコが骨粗鬆症の予防や改善に有効ならば、医薬品にはならないのでしょうか？　なぜサプリメントなのでしょうか？

骨粗鬆症の薬は既にたくさんあり、非常に強力なものもあります。新薬も次々に登場しています。こうした医薬品で病状が改善した方も多いことでしょう。原則的にはこれらの新薬より効果が高くなければ、安全性が高くとも医薬品にすることは難しくなります。

ただし医薬品は、大なり小なり副作用があります。骨粗鬆症の治療薬も例外ではありません。

例えばこの病気の主要な薬であるビスホスホネート剤には、顎骨壊死・顎骨骨髄炎という副作用があります。当初は非常に稀な副作用とされていましたが、使用患者が増加するに従って、治療現場では予想外に発生が多いことがわかってきました。

デノスマブという薬も、ビスホスホネート剤同様、顎骨壊死・顎骨骨髄炎の副作用があることがわかってきました。登場した当時は副作用はあまりないと見られていましたが、予想に反して顎骨壊死・顎骨骨髄炎が発生し、頻度もビスホスホネート剤と同じです。

こうした医薬品の現状を受けて、副作用のないもので、医薬品に準ずる効果があるものがサプリメントとして開発されたわけです。

Q、プロテタイトは、科学的な検証はきちんと行われているのでしょうか？　それとも食品と同じで心配がないので、特に検証は行われていないのでしょうか？

プロテタイトは、はじめから骨を丈夫にする素材として魚のウロコが選ばれ、研究開発を重ねて誕生しました。ヒトの骨と同じ成分比であること、破骨細胞と骨芽細胞の両方が存在し、その働きが確かめられていることなど、科学的な裏付けがしっかりしています。

その上で動物実験（骨粗鬆症マウスによる）、ヒト（中高年女性を対象）に対する臨床試験が行われ、その効果が確かめられています。

サプリメントとしては充実した検証が行われ、科学的証拠（エビデンス）のあるものだと言えるでしょう。

Q、プロテタイトに、副作用はないのでしょうか?

まず臨床試験において、被験者全員に、副作用と考えられる症状は認められませんでした。またこれまで一般の利用者からも、副作用の報告はありません。成分的にも、健康上問題となるような物質は含まれていないことから、副作用はほぼないと考えてよいでしょう。

Q、プロテタイトは1日に何粒飲めばよいでしょうか?

1日7粒が基本です。7粒でカルシウムは455mgに相当します。日本人は食事からのカルシウム摂取が不足しており、平均して1日530mg程度です(推奨量は成人650~700mg)。

骨粗鬆症の予防・改善のためには1日1000mgのカルシウムが必要と考えられているので、食事からの530mg+プロテタイト455mg(7粒)を合わせるとほぼ1000mg。骨粗鬆症の予防・改善にふさわしい量になります。

第4章でご紹介した臨床試験でも、1日7粒のプロテタイトを1年間摂取した参加者は骨密度、骨質両方の維持や改善がみられました。

Q、プロテタイトはカルシウムを多く含んでいますが、過剰症の心配はありませんか？

人の体は、基本的に血中カルシウム濃度の恒常性（血液中のカルシウム濃度を約8〜10㎎／dlに保つ働き）があるので、まず心配はありません。もともとカルシウムは吸収されにくい栄養素であり、特に日本人は不足しています。

ただし国が認めた1日のカルシウム摂取量の上限2500㎎を超える場合は、過剰症の危険性が発生するので注意が必要です。

前述のようにプロテタイトは1日7粒として、カルシウム量は455㎎です。食事から摂取するカルシウム量（日本人の平均530㎎）を合わせてもほぼ1000㎎。量的には全く問題ないでしょう。

プロテタイトを摂取しても、マウス実験と1年間に及ぶヒトに対する臨床試験では、血中カルシウム濃度に異常がないことが証明されています。

Q、プロテタイトはしわの予防・改善によいというのは本当ですか?

プロテタイトは骨の強度を高める物質であり、美容効果については、今はまだ明言されていません。

ただ骨粗鬆症などの骨の老化、劣化は顔や首の骨、つまり頭がい骨や頸骨においても起きており、加齢とともに顔や首の骨も少しずつ緩んで垂れ下がってきます。これが顔や首のしわやお肌のたるみに影響しているのは明らかです。骨粗鬆症が進行すると、顔や首のしわが増え、顔の皮膚もたるんで老けた印象になることもわかっています。

プロテタイトは体の骨全ての骨密度や骨質を改善することが期待出来、それは顔や首の骨にも当てはまります。またプロテタイトと骨のI型コラーゲンは、皮膚のコラーゲンと同じです。

以上のことからプロテタイトは骨粗鬆症だけでなく、美容効果、アンチエイジング効果があると考えられており、非常に注目されているようです。

あとがき

～若々しいシニア女性が一番心配～

昔、60才の女性といえばすっかりおばあさんで、地味な服装で孫の世話をしているイメージだったように思います。70才といえば腰も曲がり、杖をついて病院通い。80才なら長生きで表彰されてもおかしくありませんでした。実際に日本で「敬老の日」が制定された当時、対象年齢は55才以上だったのです。今日では考えられませんね。

今、60才でおばあさんと言われたら、大抵はムっとするのではないでしょうか。みなシャキっと背筋を伸ばし、ハイヒールで街を闊歩。おしゃれなスポーツウエアでジムで汗を流している女性も多い。健康に対する意識が高く、食事、運動、睡眠をコントロールし、美容にかける情熱は若い女性に負けません。

そんな若返ったシニア女性達も、骨粗鬆症のことは案外知らないように思います。

いいえ、知ってはいるのですが、詳しいことはわかっていない。わかっているつもりでも知らないことが圧倒的に多いのです。

例えば「50才を過ぎると背骨が圧迫骨折している人が多い」「骨密度が充分でも骨折する人がいる」「水泳や自転車こぎでは骨密度は上がらない」「骨粗鬆症の薬であごの骨が壊死する」「日光浴しないと骨は丈夫にならない」。ちょっと大げさに書いてみましたが、これらのことを知っているシニア女性は少ないように思います。

本当は若い女性にも知ってほしい。これから結婚して子供を産む女性達に、もっと日に当たって、カルシウムを食べて、しっかりした体を作ってほしいのですが、ダイエットと美容に命を懸けている年代の女性には、数十年後の骨の話は到底伝わりそうにありません。

それならせめて骨粗鬆症の鳥羽口に立っているシニア女性に、骨と骨粗鬆症と寝たきりの関係を知っていただきたい。そうして薬に頼らず、食事と運動とサプリメントで、いつまでもシャキっと元気でいてほしいと思います。

本書では書ききれませんでしたが、プロテタイトというサプリメントは、骨だけでなく美容にもよいはずです。それも骨格のレベルから若さを維持回復させてくれそうです。

若々しいのはいいことですが、外見だけでなく中身が、骨が伴わなければ、若さはもろく崩れ去ります。

これからの時代、若さは骨から、です。ぜひそのことを多くの女性に、特に若々しいシニア女性に知っていただきたいと思います。

参考文献

『骨の構造改革』 鹿島勇・著（砂書房）
『骨粗鬆症 予防・検査・治療のすべてがわかる本』 石橋英明・著（主婦の友社）
『骨粗鬆症の最新治療 いまからでも実行できる寝たきりにならない方法』 石橋英明・著（主婦の友社）
『骨は若返る！ 骨粗しょう症は防げる！治る！』 太田博明・著（さくら舎）
『強く丈夫な骨をつくって骨粗鬆症をらくらく予防・改善する１００のコツ』（主婦の友社）

◉ 監修者プロフィール

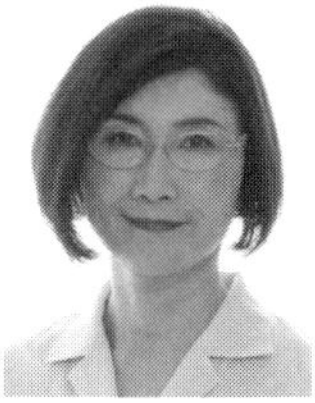

関口由紀 (せきぐち・ゆき)

女性医療クリニックLUNAグループ理事長/横浜市立大学客員教授/女性医療ネットワーク理事/日本泌尿器科学会専門医・指導医/日本東洋医学会専門医・指導医/日本透析療法学会専門医/日本性機能学会専門医/日本排尿機能学会認定医/医学博士/経営学修士

2005年横浜元町女性医療クリニック・LUNAを開設。現在は女性医療クリニックLUNAグループの総帥として、横浜・大阪に3つの女性医療専門クリニックを展開し、世界標準の女性医療を目指している。

◉ 著者プロフィール

犬山康子

医療ジャーナリスト

1959年生まれ。出版社勤務を経てフリーランスとして活動。
子どものアレルギーをきっかけに健康・医療に興味を持ち、
自然療法、東洋医学などの研究、執筆活動を展開中。
一児の母。

本書を最後までお読みいただきまして
ありがとうございました。

本書の内容についてご質問などがございましたら、
小社編集部までご連絡ください。

総合科学出版編集部

TEL:03-6821-3013

FAX: 03-3291-8905

骨粗鬆症は骨強化すれば防げる！治せる！

2018年10月31日　初版第1刷

著　者　　犬山康子
監修者　　関口由紀

発行人　　西村 貢一
発行所　　株式会社 総合科学出版
〒101-0052
東京都千代田区神田小川町3-2 栄光ビル
TEL　03-6821-3013
URL　http://www.sogokagaku-pub.com/

印刷・製本　株式会社 文昇堂

ISBN978-4-88181-360-7